植物力で生命を守る

菊地眞悟 Kikuchi Shingo

KKロングセラーズ

はじめに

私たちの生命の力は、食事を通して、直接的、間接的に、植物から頂いたものがほとんどではないでしょうか。

その力は栄養を超えた心身の重要な機能である、自然治癒力や免疫力などに変わっていきます。

この地球の多くの生き物の生命を育む、根源の力、それこそが「植物力」です。「植物力」のすごさに人々がしっかりと気づき、人類の歴史を振り返って、先人が「植物力」をどのように食して、体内で分解し消化吸収する手法を身につけたのか知る必要があります。

今こそ、真に「植物の力」を分解し、消化吸収できる食生活で、生活習慣病を克服し、総病気社会から脱出することがベストの方法です。

「植物力」を自分の生命の力として、どれだけ分解吸収できるかが、自然治癒力を高め、元気に生きていくことに直結します。

例えばこの本の主役である、クマイ笹の植物力。

多くの人は、笹はただの野山の雑草のようなものと思っているかもしれません。日本の風土の中で、笹はどれほど多くの役割を過去に担ってきたのかは、ほとんど理解されていません。

笹が何者か、どんなにすごい「植物力」を持って生きているのかなど、ほとんど知られていないのが現実です。

笹は、はるか昔から日本特有の、主に日本にしか自生しない植物として、伝承的に生活の中で活用されてきました。しかしその素晴らしい薬効も、多くは忘れ去られてしまっているのです。

一部の、笹の研究や成分抽出に関わった人だけが、そのすごさを実感していますが、一般の人のほとんどが知らないのはもったいないことです。

青汁商品が流行ると、笹も緑だからと笹の青汁まで登場しています。

しかし、笹のファイバーがいかに強靭で、人間の体内に入れるとどれほど危険なものか、ほとんどわかっていないのです。

日本の今の食文化は、すこぶる華やかに見えます。

しかし美味しさだけ、グルメだけが強調されているのが現実であり、その結果が、病気蔓延の世の中に繋がっているのかもしれません。

そのような意味で、食生活は今や荒れ放題であり、その結果として群がり寄る健康食品や医薬品業界がテレビなどマスコミを占領している状況です。そして何かが売れると、これでもかと類似した商品が出回ります。

そのことによって、国民の健康が増進されているならともかく、只々、販売合戦が繰り広げられ、消費者はそのことに巻き込まれてしまっています。

申すまでもなく病気からの回復を促すためには、自分の自然治癒力を高めることこそが一番重要です。

まさに医食同源です、医薬品ではありませんが、まさしく食は薬です。

食品の原材料のほとんどは、「植物力」を力にして活動してきた生き物たちです。植物は生きているうちに、自分が生きるための力を蓄積してきました。もう一度確認してみましょう。この「植物の力」を私たちはどれだけ効率よく自分の体内で分解、吸収しているでしょうか。

植物たちが長い歴史の中で蓄積した生きる力を、私たちは自分の生命の力として消化吸収しているでしょうか。

医食同源、確かに意味はわかり、大切だとわかっていても、言葉だけが勝手に一人歩きしているだけではないでしょうか。

多くの食品製造の企業も、目指している方向は常に、美味しいものが中心であり、元気のもとや病気を克服する力になる食物よりも、売れることが本命で、機能性の高い食物、「植物力」を分解吸収しやすくした本物の製造は二の次になっているのではないでしょうか。

この本は隅から隅まで「植物力」という言葉で覆い尽くされています。

「植物力」をしっかり理解して頂かないと、これほどまで落ちてしまった生きる力、自然治癒力、免疫力など本来の機能を高めることができないと思ったからです。

アトピーなど現代病は蔓延しています。ほとんどの病気が食事の劣化による自然治癒力の低下の結果です。

どうしたら「植物力」を自分の生きる力にできるのか。

そのための事例として、私の研究開発してきた「クマイ笹」を通して、笹が単なる雑草ではなく、免疫力や抗酸化力を超えて、もっと広範囲の生命活動に必要なものであることをお伝えしたいと思います。


どうぞ、現在わかっていることも、わからないことも含めて、テレビで垂れ流しの断片的な食物論に振り回されることなく、安易に健康食品に飛びつくことなく、できるだけ病院からは縁遠い元気な生活をして頂きたいのです。

そして食の役割の重大さに気づき、少しでも自分の自然治癒力を高める工夫を「植物力」を通してなさって欲しいものです。

菊地眞悟

はじめに……3

第1章　植物力摂取でガン予防

植物力で自然治癒力を高めよ……16
生命第一を掲げた、心にやさしいガン治療が生まれつつある……19
抗ガン剤を超えるクマイ笹の植物力……21
担癌マウスによる実験……22

第2章　植物力（クマイ笹）のすごさ

笹は先祖が残してくれた日本人の知恵……30
民間薬として利用されてきた笹……33
笹エキスにある制菌、抗菌そして抗ガン作用……34
植物力の抽出法が見つかる……36
大村先生との出会い……37
「すごい技術だ！　と感嘆しました」
九州大学名誉教授　大村浩久先生……38

菊地式抽出法でより高度な研究を……40
有効成分抽出までの悪戦苦闘……42
「ツクシンボ」がくれた抽出法につながる素晴らしいアイデア……45
新抽出法のアイデアに行き着く……47
「循環多段式加圧抽出法」のプロセス……49
抽出後のカスこそ〝宝の山〟……54
笹は薬草だった……56
笹は天からの素晴らしい贈りもの……58

第3章　有害な酸素ラジカルを除き、ガン予防、老化予防に

『野菜はガン予防に有効か』（前田　浩著）は私のバイブル……72
「野菜などの植物には活性酸素を除去する働きがある」
熊本大学医学部教授　前田　浩先生……74
紫外線に打ち勝つ植物の力……76
野菜はガン予防に有効か……78
近代栄養学のパラダイムとパラドックス……80
酸素ラジカルの恐ろしさ……82

細胞壁の分解法……83

第4章　笹の抗菌力が抗生物質を越える？

黄色ブドウ球菌、ピロリ菌を殺菌する……86
近藤勇先生との出会い……89
クマイ笹エキスが黄色ブドウ球菌の細胞分裂を止めて死滅させてしまう
東京慈恵会医科大学名誉教授　近藤　勇先生……91
ピロリ菌も死滅。国際ピロリ菌学会で発表……92
「笹のすばらしさを細菌学的に世界に公表することは使命」……94
近藤先生による抗菌力治験コメント……95
人間の正常細胞にはダメージを与えないので安全なクマイ笹エキス……98
薬剤師や医師に広がるクマイ笹エキスの適用範囲……100
細菌の細胞分裂をストップさせるクマイ笹エキス……103
現在進行形の研究、褥瘡《じょくそう》（床ずれ）……105
クマイ笹エキスと褥瘡……106
副作用のないピロリ除菌を広げたいですね
医療法人明生会賀茂病院院長　藤澤明生先生……111

「抗生物質でのピロリ除菌は苦しかったですよ」……113

第5章　笹の遠赤外線が病を除く

笹ムロの条件……116
笹ムロ建設始まる……117
体温を高める条件……118
健康笹ムロにたどり着く……120
免疫化学療法のすばらしい成果
平田口腔顎顔面外科院長・医学博士　平田章二先生……124
わずか二時間で免疫数値が変わった……127
美濃和紙の産地で遠赤外線笹紙、床ずれ対策用笹紙を製造中……128
笹の正体は岩盤のミネラル……130

第6章　植物力の正体

こうして植物力は誕生した……134
深海で生命が誕生する……135

オゾン層が形成される……135
抗酸化の力を獲得する……136
人類が誕生する……137
原点に立ち戻る……138
植物力とは生命エネルギーの塊……139
「植物力」をとり入れる法……140
外からの酸素や紫外線の害から守るために
強靭な細胞壁に覆われている植物の構造……142
狩猟民族ゆえに、植物力を消化・吸収する能力が乏しかった日本人……143
沖縄の長寿に結びついていた岩場に生える植物のすごい抗酸化力……145

第7章 食こそ生命の力

日本人は植物力を消化吸収する機能がどんどん低下している……148
植物力をとり入れてきた縄文時代からの食文化……150
いま、どうやって植物力を分解吸収すればいいのか……152
日本人のDNAに刻まれた食のあり方を確認する……153
食は薬である……155

健康であるための三条件……156

第8章　日本の食の実態

精白、精製されて肝心な植物力を除いてしまっている……162
健康産業の実態……164
糖質コントロールが優先……165
カスとして捨てられている植物力の成分を取り戻す……167
圧力釜の活用で効果的に植物力を分解吸収できる……168
生野菜ではほとんど栄養が吸収されない……171
テクノロジーが加わって初めて本来の食品となる……173

第9章　「植物力」を体内で吸収される形にすることから健康社会は始まる

霊芝からの抽出の差は製薬会社の数十倍から数百倍……176
この方法は、きのこや植物の成分を通常の何十倍も抽出できる
バイオス医科学研究所所長　三木敬三郎先生……178

NK細胞の増え方がふつうじゃない！……180
蕎麦《そば》ルチンのある場所は実ではなく皮……182
「あんこを漉《こ》した豆の皮は捨てています」……185
野菜類を陰干しすると植物力は数倍……187
毎日の食の中にこそ、生命を支えてくれる力がある……191

第10章　自分の健康を自分で管理する「セルフケア」の時代

西洋医学、伝統医療、漢方の枠を超えたネットづくりを
東京大学名誉教授／日本代替・相補・伝統医療連絡会議理事長　渥美和彦先生……194
米国の有名大学で進む統合医療研究……196

終わりに……200

第1章　植物力摂取でガン予防

植物力で自然治癒力を高めよ

医術の進歩は著しいと言われながら、どれほどの人々が、ガン治療の伝家の宝刀である手術、抗ガン剤、放射線治療の中で、亡くなっていることでしょう。

それでもこれらの治療法が、当然のことのように、繰り返されているのが現実です。病気は本来、人によりさまざまな特異性を持っているのに、画一的な手法で治療されているのも危うい要因です。

さらに、日常的に過剰な投薬、過剰な検査、過剰な治療がまかり通り、国民の身体や健康が脅かされています。

それらのことを思うたびに、医療という名のもとに、殺人まがいのことが行われている現実に、恐ろしさを感じます。

しかし最近は、個人の選択肢も大幅に増えました。

もう、この生命をマニュアル通りの画一な医療の言いなりに、という時代ではなくなってきつつあります。

だからこそ、医療や民間療法の区別なしに、もっと情報を集め、回復の可能性を求めていきたいものです。

誰にでも寿命というものがありますので、もし、その道しか残されていないとしても、医療機関において丁寧な対応がなされる必要があるはずです。

厚労省、病院、製薬会社、ドクターたちは、不確定な医療方法、医薬品を安易に選択するということをせず、本当にそれが個人個人にとってベストの方法なのか、しっかり考えていただきたいと思います。


一部の患者の中には、病院における三種のガン治療から逃れ、民間療法や機能性食品、断食道場などで、幸いにも過酷なガンを克服したという事例もたくさん伝えられております。

十人十色で、同じ病名でも、それぞれの身体と病気の症状は違うのです。

有難い縁や情報により、ガンが改善できることもあるでしょう。誰にでも可能性はあるはずです。

私は無責任に、このことを言っているのではありません。

従来の医療以外を選択した多くの体験者に出会ってきました。

生命力とは何か、自然治癒力とは何かを、クマイ笹の植物力を通して長いこと研究してきた者として、多くの実証例を通して、断言できることがあります。

自分の生命を守ること、それは医者に頼る以前に自分の役目です。

そのために必要なのは、病気になったら病院へ行くことも大切ですが、普段から自分自身、病気にならない身体をつくり、自己免疫力を強めるために植物たちが作り上げた防御力である「植物力」を知っておいていただきたいのです。

私たちは、本当にこの生命を守ってくれる植物力を、毎日の食事からとっているでしょうか。

もし、植物力を、自分でとり入れるという十分な努力や工夫ができていなかったとするなら、今日からその力を頂くための行動をしてほしいのです。

この植物力にこそ、自分の生命力を高め、置かれている状況からくる問題の解決を見出す大きなヒントがあるのです。

生命第一を掲げた、心にやさしいガン治療が生まれつつある

「この度、免疫療法でノーベル賞を受賞された本庶佑先生、おめでとうございます。本当にありがとうございます」

これは私の正直な気持ちです。

このガンの免疫療法がノーベル賞の受賞対象になったという朗報は多くの人々の救いでした。

ようやく本来の病気治療の可能性を見出すことができました

望んでいた治療の本道に、医療が戻ってきた、との思いで、期待が大きいのです。オプジーボだけでなく、今までも多くの免疫療法がありました。

ＤＤＳを活用した、熊本大学名誉教授・前田浩先生の「スマンクス療法」もあります。

前田先生が開発されたスマンクス療法は、副作用がきわめて少なく、適切に投与

すればガンを小さくしたり、消滅させる抗腫瘍効果は九〇％以上にも達する画期的な治療法で、世界最初のＤＤＳ（ドラッグ・デリバリー・システム）理論に基づくミサイル療法です。

一九九五年に肝臓ガンの治療法として厚生省（当時）に認可されており、肝ガンに対しては医療保険の適用も認められています。他にも、胆のうガン、胆管ガン、膵臓ガン、腎臓ガン、肺ガンなどでも従来の治療法を超える効果が報告されています。

まだ十分認知されていないものの、生命に優しい医療、生命第一を掲げた心身に優しいガン治療が多くの先生方によって、どんどん生まれつつあるようです。

期待が膨らみます。

どんなに優れた研究開発が進んでも、その療法がどれほど早く、どれほど確実に患者のところまで普及していかれるかが、何より大切です。しかし、その権限は、厚労省側が握っているのです。

日本の医療全体が既得権や、既存の治療法にしがみついている弊害はないでしょうか。その壁を破るためにも国民の後押しや、自らの力で自らの心身を守ることが必要です。

長寿社会になり、多くの人がガンになるといわれています。ガンだけでなく私たちの前途には多くの病気が待ち構えています。

私は植物力がどれほど凄い、優れた力なのかをクマイ笹を通して確認してきました。野草と言えど、まさに万能選手でした。いろいろな方法で試し、多くのドクターの方々からそのエビデンスをいただきました。

そのエビデンスを紹介しながら、植物たちの持っている可能性、植物力についてお伝えいたします。

抗ガン剤を超えるクマイ笹の植物力

詳しい内容は後にして、まずクマイ笹の植物力データを紹介いたします。

抗ガン剤を超える笹の植物力のエビデンスの一部をお知らせします。

担癌マウスによる実験

循環多段式加圧抽出（私の開発した抽出方法）による
クマイ笹抽出液のマウスでの発癌予防効果

前田浩　熊本大学名誉教授（医学）
大阪大学招聘教授（医学研究科）
東北大学特任教授

これまで、循環多段式加圧抽出によるクマイ笹抽出液の免疫活性化能、癌増殖抑制効果について研究を行い、食餌中に〇・一％以下の量を混餌するだけで充分な効果が認められたことを既に報告している。

さらに、担癌マウスの癌の移植の前後のどの時期にクマイ笹抽出物の投与を始めるのがより効果的であるかを検討したので報告する。

■方法■

マウスには試験食として、船橋農場の標準固形飼料とそれに〇・一％濃度でクマイ笹抽出液を添加したものを与えた。七日間の飼育後に背部に腫瘍細胞 Meth-A を移植し、腫瘍体積の変化と生存期間を抗癌効果の指標として経過を観察した。

・一貫して標準飼料のみを与えた群（対照群）
・当初標準飼料で飼育して腫瘍移植の七日後にクマイ笹飼料に切り換えた群（治療的投与群）
・腫瘍移植と同時にクマイ笹飼料に切り換えた群（同時投与群）
・腫瘍移植七日前から試験期間を通してクマイ笹飼料を与えた群（予防的投与群）

の四群を設けて実施した。

腫瘍体積Ｖ（㎣）は、長径をＬ（㎜）、短径をＷ（㎜）として、

Ｖ＝Ｌ・Ｗ2／2 の近似式を用いて計算した。

■結果■

次頁の図１に示したように、予防的投与群、同時投与群、治療的投与群の順番に

図 1. クマイ笹抽出物の投与開始期の違いと担癌マウスの腫瘍体積の変化

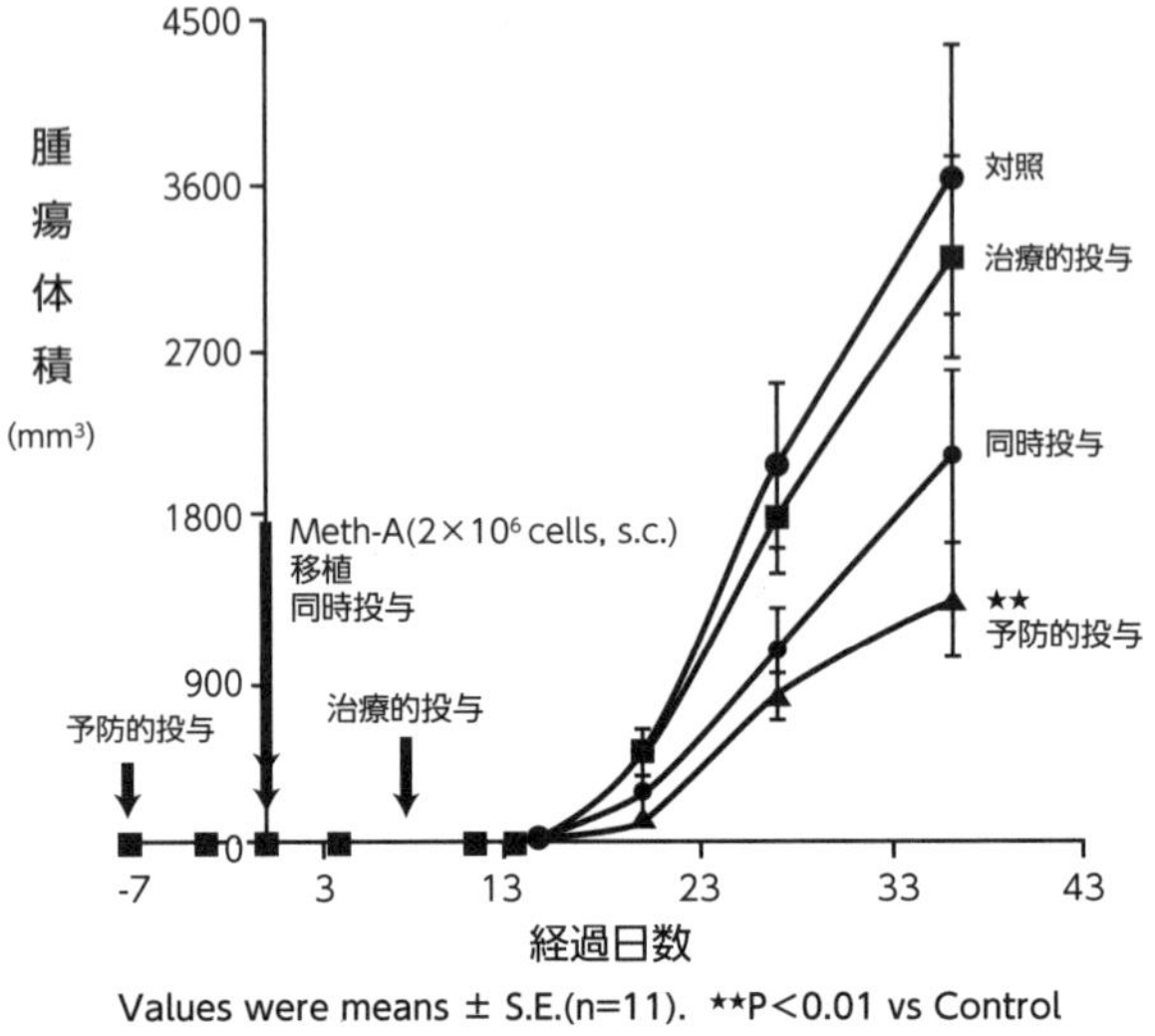

図 2. クマイ笹抽出物の投与開始期の違いと担癌マウスの生存期間

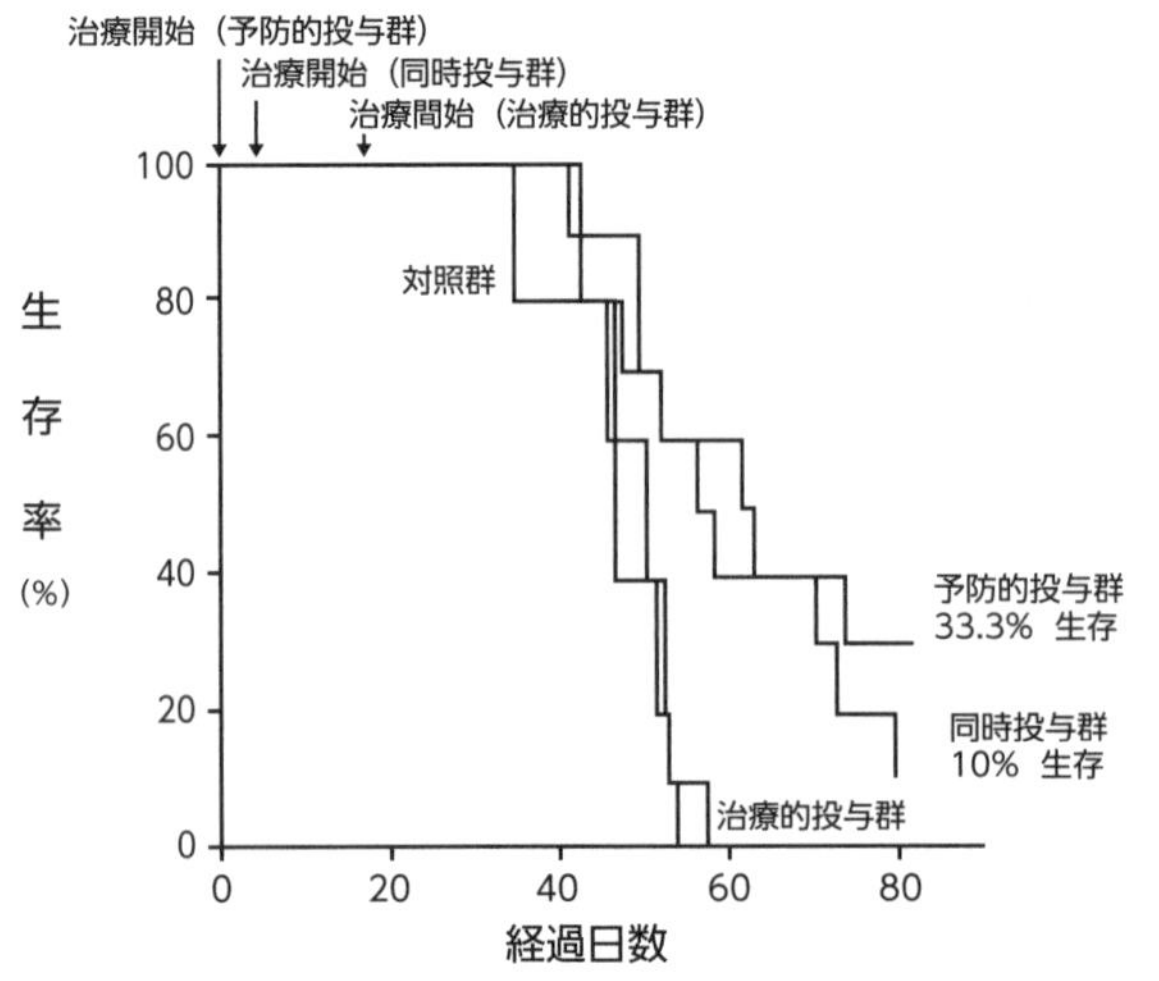

図 3. 抗腫瘍試験結果（腫瘍体積変化）

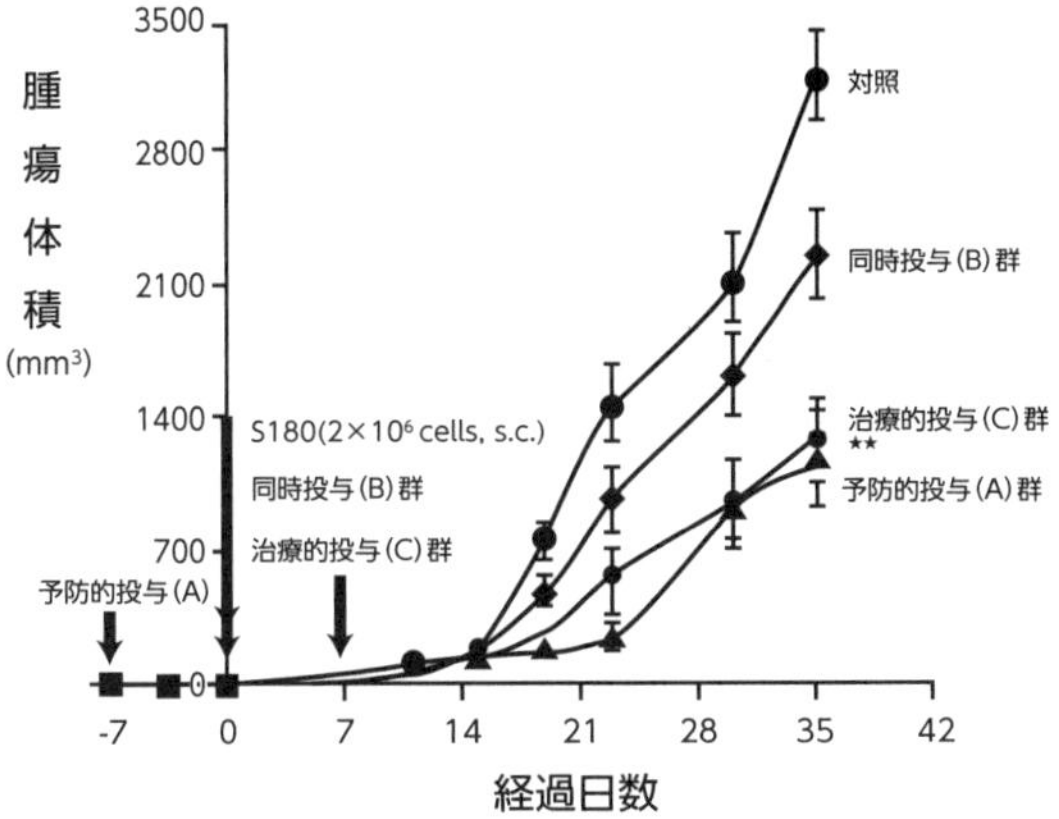

Values were means ± S.E.(n=11) **P<0.01 vs Control

●治療的投与(C)群および予防的投与(A)群で有体に腫瘍の増加を抑制した

図 4. 抗腫瘍試験結果（生存率変化）

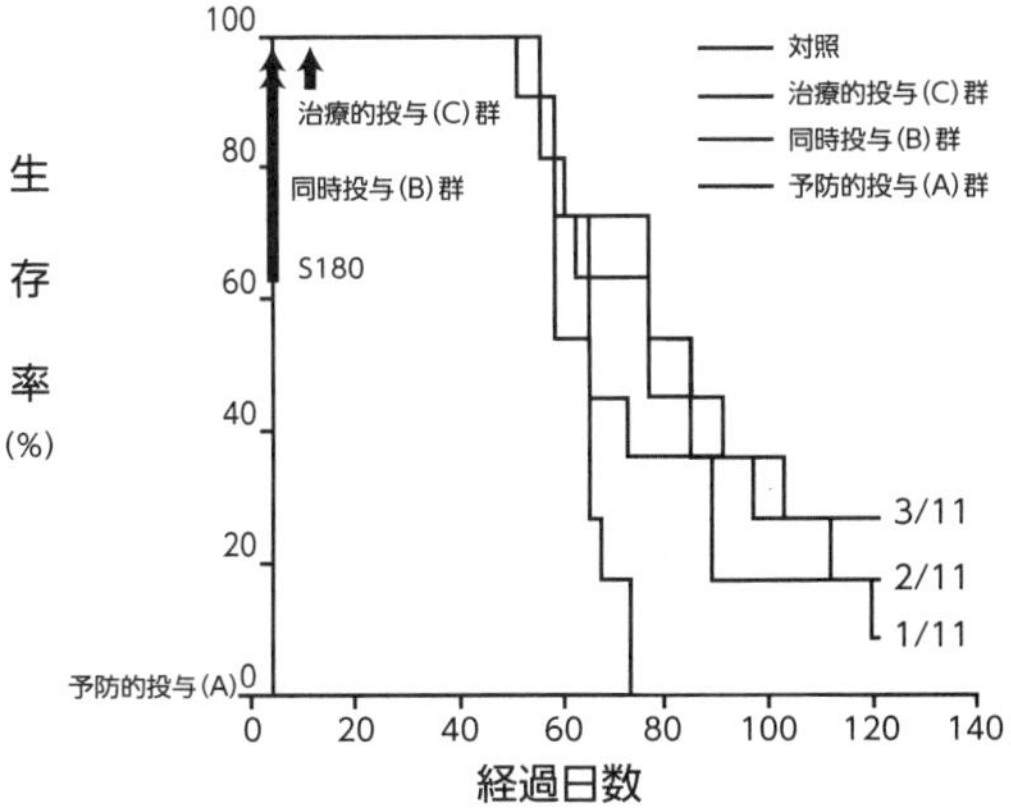

腫瘍増殖を強く抑制しているのがわかる。特に予防的投与群と対照群との間には有意差を認めた（P＜0.01）。

また、対照群のマウスは腫瘍移植から六〇日以内に全て死亡したが、クマイ笹飼料を与えたすべての群で八〇日経過しても三五％も生存する個体があった（図２）。

前頁の図３、図４に示したように、S-180細胞を使用した試験では、対照群が八〇日以内に全て死亡したのに対して、癌が大きくなってからクマイ笹抽出物を与えた治療的投与群でも大幅に生存期間が延長し、一二〇日の観察期間終了時点でも一〇％が生存していた。（マウスの寿命は約二年で一二〇日はヒトの約五年に相当）

■考察■

循環多段式加圧抽出法によるクマイ笹抽出物をマウスに与え、あらかじめ体力と免疫力をあげておくと、Meth-A細胞を移植後の腫瘍増加を抑制し、生存率も改善された。

飼料の1/1000量という実用的レベルの投与量でこのような有効性があることは、クマイ笹抽出液製品であるＡＨＳＳは癌予防において極めて興味あるサプリメントであることを示している。また、毒性などの好ましからざる要素は全く認めなかった。

図１、図２のMeth-A移植マウスでは、治療的投与群では生存期間が延長しなかったのに対し、予防的投与群の成績が顕著に優れていた。腫瘍細胞には多くのタイプがあり、図３、図４に示したS-180の場合のように腫瘤を認めてからのＡＨＳＳ摂取でも有効的な場合もあるが、予め癌が検出されない時から服用することで癌の抑制効果がより顕著に発揮されると考える。

このような効果はクマイ笹の植物力に限られたものではありません。もっと多くの植物たちが、病気を予防し、病気を治癒する力を持っていると思います。その可能性は大きく広がることでしょう。

しかし安易に粉にして、粒にして、カプセルにして、医薬品まがいの健康食品があまりに多いのも事実です。

お気をつけ頂きたいと思います。

第2章 植物力（クマイ笹）のすごさ

笹は先祖が残してくれた日本人の知恵

私は子どもの頃から植物の観察が大好きでした。
また妙に笹にご縁がありました。
そして三〇年以上前より、「クマイ笹」の植物力を活用して健康を維持することや、健康を回復するためにどうしたらいいのかについて、研究開発を始めました。

本書で「クマイ笹」と呼称し、私がいろいろなかたちで利用しているのもクマイ笹です。

笹の種類は日本の地域によって多くの名称、呼び名がありますが、北海道大学名誉教授川瀬清氏は、気温や地域と標高差で区別して、三種類に分類しました。

チシマ（根曲がり竹）―― 標高の高いところに自生
クマイ笹（供米笹）―― 積雪の多いところに自生
ミヤコ笹（たくさんの呼び名がある）―― 全国に自生している

一般に通称「クマザサ」と呼ばれている笹の名が全国的に多いようです。クマ笹を属として分類されている学者もいます。しかしほとんどは地方の呼び名として、熊笹、隈笹、供米笹、根曲がり竹、屋根葺き笹、粽笹、オカメ笹、チゴ笹など多くの名称を持っています。

本書では、成分などは基本的に大きな違いがないことを確認して総称ＳＡＳＡ（学名）を笹としてまとめました。

笹竹とはどんな植物か、なぜ古来から笹竹は大事にされてきたのか、社会的にどんな役割を担ってきたのかを確認しながら研究開発は進みました。

笹は古くから民間薬として用いられてきました。

笹は私たちの先祖が残してくれた知恵の結晶です。

皆さんは、パンダが笹を食べるから笹は中国の植物だと思っているかもしれませんが、笹は日本独特の植物です。

中国でパンダが食べているのは竹なのだといいます。それを日本の動物園では、竹よりもパンダの体を活性化させる力があるとして、笹を与えているところもあります。笹の兄弟である竹は世界中に存在していますが、笹は日本と樺太、朝鮮半島の一部にしか生えていないのです。

日本の神事では、笹が重要な役割を果たし続けてきました。身近なところでは、すぐに七夕の笹飾りを思い浮かべますが、この笹の枝に、願いごとを書いた短冊を飾るスタイルは、江戸時代に庶民の間にも定着しました。

特に面白いのは、日本の神事ではエネルギー転写ということをやります。神道ではよく、けがれということをいいますが、このけがれとは、もともとは〝汚らわしい〟ということではなかったのです。神道でいう〝けがれ〟とは〝気が枯れる〟ということ、つまり元気がなくなるということなのです。

その〝けがれ〟元気がなくなった土地や人を〝いやしろ〟、つまり癒すために、お湯を焚き、そこに転写されたエネルギーを笹にくみとらせ、ふりかけたのです。

こうしたことは、笹の持つ自然のエネルギー、生命力に古代からの日本人が注目していたことを意味します。

笹の根は全長二〇〇メートルにもなり、その根っこにたくさんのミネラル分を蓄えているのです。

土中の水分と共に川に流れ出してしまうはずのミネラル分を、そこに生えている笹は、しっかりと取り込んで、その土地に返していく。そのくり返しによって、日本の土壌は豊かに育っていったのです。

民間薬として利用されてきた笹

中国の明代に著された、草木を体系化したといわれている書物『本草綱目』にも、いうまでもなく笹は登場しています。

笹は黒焼きにしたもの、煎じたもの、もみほぐしてその汁を外用としたものは、それぞれに風邪、下痢、眼病、すり傷、きり傷、ただれ、発疹などの皮フ病、口臭予防、婦人病などさまざまな症状に効果があったとされています。

また、笹の抗菌作用にも昔の日本人は早くから注目し、笹寿司や笹団子、笹酒などとして日常や祝いの生活のなかにしっかりと根付かせました。

最近でも、笹のクロロフィルを使った歯磨き粉が開発され、口臭予防、口内炎に力を発揮していました。

こうした研究を重ねていくことで、だんだんと、よい方法によって抽出された笹の成分に特殊な殺菌作用があることがわかってきたのです。

笹エキスにある制菌、抗菌そして抗ガン作用

人間の体に、ときには致命的といってもいい害を及ぼす黄色ブドウ球菌とか緑膿菌などはこれまで抗生物質を使用しないと殺せないとされてきました。ところが、濃度の濃い笹エキスを使うと、それらの菌が消滅してしまうのです。

しかも、驚くべきことに笹エキスは、抗生物質と違って人間に害を与える細菌にだけ作用し、人間にとって必要な菌は決して殺さないのです。

ペニシリンによって代表される抗生物質は伝染病の撲滅などに劇的な効果を上げ

てきましたが、その一方で長期あるいは多量に使用すると、人体に必要な細菌まで殺してしまい、免疫力を低下させるという欠陥を持っていました。

その抗生物質の欠陥を補《おぎな》ってあまりあるのがクマ笹のエキスだと気付いたのです。笹は殺菌というよりも、制菌あるいは抗菌の力を持っているのです。


そんな折、笹成分のアラビノキシランに抗ガン効果があると、社会的にクローズアップされたのです。

私はその成分の抽出法に興味があり、小さな法人を設立し、実験にのめり込みました。


研究開発の主な目的は、細胞壁を中心に張り巡らされている強靭な多糖タンパク類群、その代表のアラビノキシラン、リグニンを抽出することでした。

アラビノキシランは三つのアラビノースと六つのキシロースが一つの多糖類となって抗ガン効果を発揮すると言われましたが、抽出途中でアラビノキシランは二つの群に切れて、薬効のないただのアラビノースとキシロースのオリゴ糖になってしまうため、抗ガン効果を発揮できませんでした。

植物力の抽出法が見つかる

それから数年間、社会的に注目されながらも、多くの研究機関で、笹からの植物力成分の抽出は成功できずにいました。

そのうちに副作用の強いケミカルな抗ガン剤が次々と医薬品に認可され、ガンになったら医薬品の抗ガン剤でと、鳴り物入りで推奨されましたが、不幸にも抗ガン剤が有効でなかった多くの尊い生命が、犠牲になっていきました。

しかし国の方針で天然薬草は、「成分が安定せず、化合物がほとんどなので成分確定が難しく、医薬品には該当しない」との理由で、笹の研究開発はもとより、多くの薬草の研究や消費者への提供は日本から縮小されていきました。

しばらくのち、私は運良く笹成分の多糖タンパク類群、クロモリジンの抽出に成功しました。

この抽出法は「循環多段式加圧抽出法」として特許になりました。この抽出法については後述します。

その後、交流のできた熊本大学医学部教授の前田浩先生の分析確認で、すこぶる高い抗酸化力を持つ笹の植物力であることが確認されました。

幸いなことに人間の胃腸でも、この笹の植物力成分は、吸収しやすい形で抽出していることも判明しました。

大村先生との出会い

博多での小さな講演を頼まれたときでした。

笹からの成分抽出を研究してきた九州大学名誉教授の大村浩久先生に偶然お会いしました。

六〇年代に早くも笹成分の抗ガン効果に着目されていた大村先生とはとても楽しいお話ができたことを思い出します。

「すごい技術だ！ と感嘆しました」

九州大学名誉教授　大村浩久先生

菊地　福岡で開かれた私の講演会に先生が突然、お越しくださったのは昨年秋でしたね。あとで名刺をいただいて仰天しました。先生のササ研究の論文は何度も読ませていただいていましたから。

大村　菊地さんのご講演のチラシをたまたま見たんです。それに「ササの有効成分を多量に、しかも機能性を保ったまま高濃度で抽出できる技術を開発した」と書かれていたので、ぜひお話を聞きたいと思いまして。

菊地　大変恐縮です。何かお役に立てたでしょうか。

大村　すごい技術ができたんだなあ、と感嘆しました。

一九六〇年代にササなど植物成分の抗ガン作用などについて盛んに研究しましたが、研究材料の成分がなかなか多量に入手できないことがネックでした。菊地さんの抽出法を知って「こんな画期的な技術が当時あったら、もっと研究が進んでいたのに」と悔しい気持ちにもなりました。

菊地　六〇年代に早くもササ成分の抗ガン効果に着目されていたことがまず驚きです。どのような経緯で研究にお入りになったんですか。

大村　恩師の山藤一雄先生が、友人が開発したササのエキスに強い関心をもたれて、「食品でガンを抑える研究が必要だ」とよく言っておられました。当時は大学の同僚から「パンダの餌のササなど研究してどうするんだ」と言われたりしましたが、若い研究者も精力的に研究を進め、すばらしい成果をあげてくれました(注1)。

菊地　ササ研究の歴史のなかで、大村先生の研究室が残した業績はひときわ大きいものです。新しい分野の開拓者として先生のご苦労も大変なものでしたでしょう。

大村　例えば、「リグニン」は植物成分の代表的なものですが、当時はリグニンについて調べているのは林業関係者くらいで、食品の成分として関心をもつ研究者などいませんでした。「リグニンが体にいい」なんていうと、「また大村が神がかり的なことを言っている」と冷やかされるだけでね（笑）。

菊地　たしかに当時、成分を多量に抽出できる技術があれば、もっと研究が本格化して、そんな冷やかしを受けなくてもよかったかもしれませんね（笑）。

大村　菊地さんの抽出法はササだけでなく、ほかの植物やキノコの成分も多量に抽出できますから、研究者にはとてもありがたい。それで「小型の研究用プラントをつくってもらえないか」と無理なお願いをしてしまいました。

菊地式抽出法でより高度な研究を

菊地　じつは最近、本社の工場でブラジル産キャッツクロウ（注2）の成分抽出を行って、ビタミンCの六〇倍もの抗酸化力をもつ成分を取り出すことに成功しました。キャッツクロウはそもそもすばらしい機能性をもっている植物ですが、従来の技術ではそれを多量に頂くことが不可能でした。私どもの抽出法で初めて、キャッツクロウの本来的な機能性が生かせるようになったと思っています。

大村　食品の機能性の研究はもっともっと進めていくべきです。そのためにも菊地さんの研究用プラントができたら、私の母校の研究室はもちろん、韓国で山菜研究をしている知人や台湾のキノコ研究の第一人者の知人などに送ってやりたいんです。みんな研究材料が少ないために手を焼いていますから。

菊地　これまで臨床用だけを考えて成分抽出を行ってきましたが、小型プラントが研究用に使ってもらえるとうれしいですね。

注1：六八年「笹多糖類の制がん作用」（飯尾雅嘉氏ほか）、同年「リグニンの制がん作用」（村上浩紀氏）などの論文が九大農学芸誌やドイツのガン学会誌に発表されている。

注2：キャッツクロウ＝副作用のない抗炎症剤としてＷＨＯ（世界保健機関）で公式認定され、欧州では医薬品として使われている、アマゾン奥地に自生する蔓《つる》性植物。これに韃靼《だったん》ソバ成分のルチンを加えた機能性食品「キャッツルチン」が二〇〇二年、発売された。

有効成分抽出までの悪戦苦闘

私は薬については門外漢でしたが、一緒に町興しされていた北海道大学の川瀬清先生のアドバイスをいただきながら、未完に終わった幻の抗ガン剤プロジェクトを引き継ぎ、恐れ多くも小さな会社を設立して研究開発を開始しました。

まず大学や研究室でなぜ成功できなかったのかを考えました。

それは慣例による抽出実験方法で、薬を作るための単体成分を分離した抽出が目的だったため、植物の生理を踏まえた抽出ができなかったことがわかりました。例としてアルコール類を使っての抽出では肝心な糖質、ミネラルなどはほとんど抽出されないのです。

成分を分離して単体成分抽出には効果が上がりましたが、多くの成分との組み合わせの自然の化合物には不向きな抽出法でした。

私のふるさと、幌加内町の笹は、本州の笹の三倍、四倍もの巨大な葉に育ちます。当然ながら、茎もまるで竹の節のようにかたく、強靱です。

そんな笹から有効成分を頂くためには、まず葉や茎を細かく粉砕します。そして、摂氏一〇〇℃のお湯で「煎じる」のが常識的な方法です。

ご存知のように「煎じる」のは漢方薬を使うときの基本ですし、笹に限らず、ほとんどの機能性食品は、原料を粉砕し、それを煎じて成分抽出し、製品化されています。

ところが、本当は、この方法では機能性成分はほとんど抽出されません。

無理に長時間にわたって煎じれば、多少の多糖類は抽出されます。しかし、せっかく抽出されたビタミンやアミノ酸が壊れてしまいます。

もちろん、もっとも強い抗酸化力をもつ多糖類「アラビノキシラン」は、煎じたエキスからはほとんど見つかりません。

それでも、これしか思い浮かぶ方法はありませんでした。

山のような文献を読み漁っても、どの資料にもほかに方法が書かれていないので、ともかくも「煎じる」方法を工夫し、あれこれと試しては、何百回も失敗を重ねました。

実験のあといつも失望して眺めるのは、煎じたあとに捨てる滓《かす》のなかに元のままに残っている細胞壁でした。いくら煮出しても、細胞壁はびくともしませんでした。

そうして、あっという間に四年目の春を迎えました。

そのころになってようやく、多くの先人たちが笹の成分に着目しながら、最終的に明確な成果をあげられないまま研究をあきらめていった理由を悟りました。

私は、二〇年も三〇年も前に先人たちがチャレンジし、挫折したのと同じ道をたどっているにすぎない。そのことに気づき、自分にはそれを乗り越える能力もないことを悟って、数千万円の借金を背負ったまま会社をたたむ決心をしました。

そんなある日、ぼんやりと川のほとりにたたずんでいました。

ふと見ると、足元の砂利の陰からツクシンボが頭をのぞかせています。ずっと笹ばかりとつき合ってきたので、笹に比べてなんとも弱々しいツクシンボの成長の邪魔になりそうな小石をそっとどけてやりました。

「ツクシンボ」がくれた抽出法につながる素晴らしいアイデア

そのとき、ふと奇妙なことに心を奪われたのです。こんな小石だらけの隙間をくぐり抜けて、よく上手に頭を突き出せるなあ、と思って道ばたに座り込み、石をどけてみました。そのとき、「アッ」と声をあげそうになりました。

ツクシンボは上手に石の隙間を選んでいたのではなかったのです。人の指で挟むだけでもつぶれてしまいそうなツクシンボが、大きな石を押しのけて地上に頭を突き出していたのです。見ると、あっちもこっちも無数のツクシンボが石をはねのけて、あるいはもちあげています。「なんとすごいパワーなのだろう！」と驚嘆して、私は家に戻るなり、すぐに文献を漁り始めました。

植物の細胞については、それまで徹底して勉強をしてきたはずでした。しかし、その勉強からは、ツクシンボの力を実感するための知識は得られていなかったのです。もっとも肝心なところを見過ごしていたという悔しさと、それを何倍も上まわる喜びで私は興奮していました。

そうだったのです。問題は「細胞膜」の強さだったのです。あの小さなツクシンボでも、その細胞膜の強さは三、四気圧の強さに堪えられる強度をもっていることがわかりました。

言うまでもなく、それは水中に三〇メートルから四〇メートルも潜った場所でももちこたえられる強さを意味しています。指でつまんでもつぶれそうなツクシンボの細胞膜にはそんな力が秘められていたのです。

新抽出法のアイデアに行き着く

　では、クマイ笹はどうなのか。まず竹を調べてみました。確かに七～八気圧にも耐えられる構造になっていることがわかりました。太陽エネルギーを頂き、「炭酸同化作用」で糖をつくるときなどは、ゆうに一〇気圧を超える力が加わることも知られています。とすれば、細胞膜はそれ以上の圧力に耐えうる構造をもっているのかもしれません。

　私の頭のなかで、これまでの体験と文献からの知識がだんだんと醸成されていきました。その過程で生まれてくるアイデアを新しい技術に組み入れ、改良を重ねていきました。

　そして、ただ煎じるのではなく、圧力をかけ、時間を短縮して成分を酸化させないで抽出するという方法が次第に形として見えてきました。

　それからも何度も失敗がありましたが、もう確信は揺らぎませんでした。「この方法でこそ最大限に抽出できる！」その確信を強めていくうちに、ついに「循環多段式加圧抽出法」のアイデアに行き着いたのです。
そして、私がラフな図面を描いてから四年後の平成六年一一月、国や北海道、そしてわが町の支援を受けてついに同抽出法による工場が幌加内町に完成しました。十余年にわたる悪戦苦闘が実を結びました。

「煎じる」という言葉で代表される従来の抽出法（一〇〇℃以下の開放型の熱水抽出法）の種類は、おおまかに以下のようなものです。

(A) 浸す
(B) 煎じる
(C) 軽く焙煎して煎じる
(D) 強く焙煎する
(E) 加圧する

このなかで漢方で主に用いられているのは(A)〜(B)の技術ですが、この方法では、多糖類やリグニンは少量しか抽出できず、さらに長時間にわたって煎じてしまうと、成分の一部が分解してしまいます。

この問題点を克服するために⒠の「加圧する」を組み入れた加圧熱水抽出も試みられたことはありますが、七気圧で六時間から二時間にわたって加熱するもので、成分の耐熱のレベルを無視した方法でした。

「循環多段式加圧抽出法」のプロセス

私の開発した方法では、抽出プロセスは三つに分かれます。第一工程ではまず、クマイ笹やキノコを八〇℃～一三〇℃で一回から二回加圧熱水抽出します。温水によって硬い組織を柔らかくし、笹に「コートを脱ぎたいなあ」という気持ちになってもらい、そのうえで気圧を加え、多糖類をしばりつけているビタミン類やミネラル類を解きほぐしていく工程です。

この段階でコートはもちろん、シャツのボタンまで外したいレベルに達します。

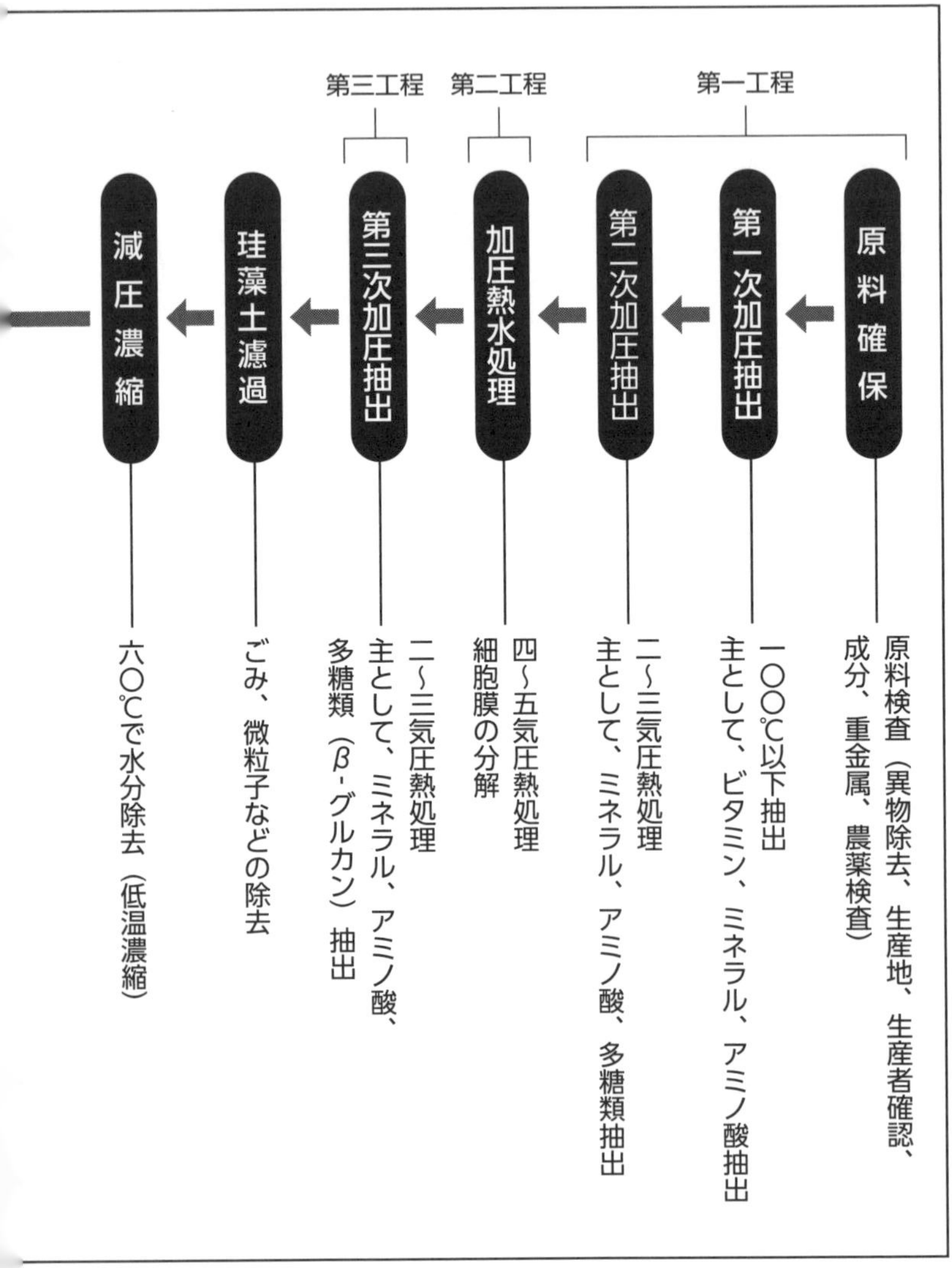
第一工程
第二工程
第三工程
原料確保
原料検査（異物除去、生産地、生産者確認、成分、重金属、農薬検査）
第一次加圧抽出
一〇〇℃以下抽出
主として、ビタミン、ミネラル、アミノ酸抽出
第二次加圧抽出
二〜三気圧熱処理
主として、ミネラル、アミノ酸、多糖類抽出
加圧熱水処理
四〜五気圧熱処理
細胞膜の分解
第三次加圧抽出
二〜三気圧熱処理
主として、ミネラル、アミノ酸、多糖類（β-グルカン）抽出
珪藻土濾過
ごみ、微粒子などの除去
減圧濃縮
六〇℃で水分除去（低温濃縮）

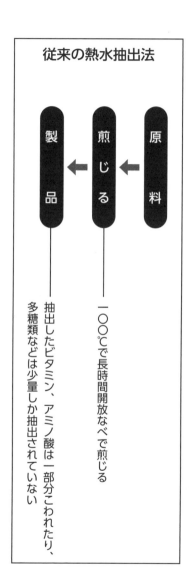

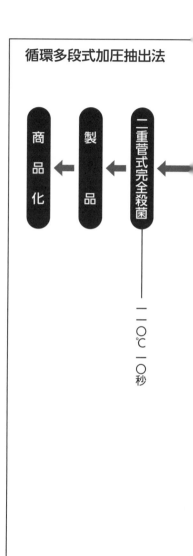

循環多段式加圧抽出法

二重管式完全殺菌 → 製品 → 商品化

二重管式完全殺菌：一一〇℃ 一〇秒

従来の熱水抽出法

原料 → 煎じる → 製品

煎じる：一〇〇℃で長時間開放なべで煎じる

製品：抽出したビタミン、アミノ酸は一部こわれたり、多糖類などは少量しか抽出されていない続いて、第一工程でとれたエキスと含水固形分を分離し、含水固形分に一二〇℃～二〇〇℃の飽和水蒸気による加圧熱水処理をする第二工程に入ります。ここでは五気圧以内の高い圧力をかけ、まだ絡み合っている部分を解きほぐします。前述したように笹を含めて植物はそれほどの圧力に耐えるパワーをもって生き抜いているのです。

さらに、この第二工程で処理した含水固形分を再度一一〇℃～一三〇℃で加圧熱水抽出する第三工程が待っています。この二つの工程を通じて、主としてアミノ酸、多糖類、リグニンが抽出されます。

このように成分別に抽出工程が分かれているというのが、私どもの抽出法の大きな特徴です。つまり、成分と組成に合った熱処理温度と所要時間の設定がこの抽出法のポイントになっているわけです。

簡単にいうと、原料の組成、構造などによって、異なる煎じ方を組み合わせたのです。

この部分を、言われてみると当たり前というコロンブスの卵的な発想です。

しかし、その原点に、エキス抽出とは「植物の成分をはぎ取るのではなく、自然摂理を頂くことだ」という謙虚な気持ちがなければ、思いつくはずのない発想であることも事実です。


加えて、多糖類とリグニンの抽出効果を高めるため、第二工程の加圧熱水処理のときに使う含水固形分をph9以上に調整して処理します。

これら一連の抽出によって、固形分においては従来の二・四五倍、所要時間は四分の一となり、多糖類（キシロース重合物）において七・八三倍という驚異的な効率が実現しました。

専門でない方にはこの数字の意味がわかりにくいでしょうが、この報告書をみて、「こんなにすごい数値の成分や力価が笹のなかに入っているはずはない」と断言した研究者もおられました。

今ではこんな基本的な事実に言いがかりをつける人はいなくなりましたが、それは信じられない数値だということをご理解いただければと思います。

抽出後のカスこそ〝宝の山〟

こうして、クマイ笹の場合には従来の抽出法でわずかに五、六％しか取り出せなかった成分が、私どもの抽出法によって二五％も取り出せるようになりました。これは画期的なことには違いありませんが、私にはなお心残りなことがありました。それは、有効成分を取り出した残りの七五％の中になお、クマイ笹全体に含まれる多糖類構造のじつに六〇％が手つかずのまま残されているということでした。これ以上は抽出できないのですから、これらは残渣《ざんさ》として廃棄するしかありません。

しかし、「天からの贈りもの」がまだまだそんなに残っているのに、それを簡単に破棄していいものかどうか、私は思い悩みました。

ある日、工場に入ると、笹の選別をしていたおばちゃんたちの腰に、束にした笹がぶら下がっておりました。

「どうしたの、その格好は」と言うと、腰を曲げての作業なので辛いが、笹を下げるととっても楽で腰が痛くないとのことでした。

「社長も下げたらいいですよ」とのことで私もさっそく試してみました。

確かに！　その心地よい軽やかな感じはわかりました。


それならもっと軽い方がいいと思い、その葉を乾燥して腰に下げてもらったら、皆が同じ効果があると言うのです。

その葉を粉砕しても同じとわかりました。

皆で共有したこの発見をさっそくかたちに作り、「森のシンパシー」と名称をつけて欲しい方に差し上げたところ、思わぬ反響が出てきたのです。

この続きは後ほど報告します。


笹は不思議な力を持った植物と言われ、祭り事に多く用いられてきました。また抗菌力が強く、食べ物の保存に用いられてきました。

昔から使われてきた笹の力が、成分だけでなく笹のファイバーの中に取り込まれた太陽からの「遠赤外線の波動」だったことがわかってきました。

こうして、不思議だったり、わからなかったりした笹の正体の一部を解明しながら、笹の全体活用のプロジェクトは進められました。

笹は薬草だった

薬が今のように潤沢でない時代、古来人々は野山の植物を利用して、薬草として用いていました。

笹も腹痛、ハシカ、不妊、胃炎、切り傷、火傷、煎じて飲むのはもちろん、黒焼きにして、すり潰して、いろいろな方法で、その植物力を病に利用されてきました。その後、本格的に医療の現場での研究も増え、成分分析などから、伝承的な使われ方に正しい効果があることも証明されてきました。

しかし最近は医薬品一辺倒に近い医療になっています。残念ながら医薬品中心の状況になり、前述しましたがエビデンスの少ない天然合成物の成分では、効果が証明しにくいなどの理由で、その認可は医療の場から遠ざけられてきています。

一九七五年、今から四〇年以上も前、富士竹類植物園報告の中には、笹の葉の細胞賦活作用についての報告が某製薬会社研究員から報告されています。

「結論として、喘息、百日咳、扁桃炎、腎臓疾患、心臓病、止血剤、皮膚病、肩こり、胃潰瘍、腸疾患、吹き出物、制ガン剤など有効成分抽出で特許を取りました。絶対無害であり、日本のみに天与の特有の薬物製造原料として、無尽蔵に花を咲かせてくれるものと確信する」

と記されています。

その後、笹のバンフォリン、アラビノキシラン、リグニンなどが、ガンに効くのでは、との話になり、笹エネルギーの本格活用、副作用のない抗ガン剤を作りたいとの願いのもと、国の予算を使って、大学、国立がんセンターなどで笹の研究開発が進められてきたのです。

ありがたいことに、笹からすごい植物力を抽出したテクノロジーは、「循環多段式加圧抽出法」として多くの食品に対応できる数本の特許になりました。

笹は天からの素晴らしい贈りもの

私は昭和一九年、樺太（現在のサハリン）の真岡というところで生まれました。体重九八〇グラムの未熟児で、周りからも「この子は助かる見込みがない」と言われていたそうです。しかし、何とか生き長らえ、終戦すぐの八月二〇日、貨物船で稚内に引き揚げ、炭鉱町に落着きました。

同じときに出航した大型客船は、他国船の攻撃で沈没し、一〇〇〇人にも及ぶ乗客の生命は海のもくずと消えました。九死に一生を得た私たち家族でした。

私は、成長しても相変わらずひ弱な子供で、泣き虫で、小便たれで、臆病な、手のかかる子どもだったようです。四歳になった冬でした。かすかに記憶に残っていますが、炭鉱全体で麻疹《はしか》が大流行し、私も罹病して骨と皮だけにやせ細り、死線をさまよいました。

そのとき、海辺の占いのおばさんが兄に「麻疹は笹の黒焼きを飲ませればいい」と教えてくれたのです。兄はすぐに雪下の笹を掘り出し、笹の葉を黒焼きにして湯に溶かして私に飲ませたところ、翌日には身体全体に麻疹の赤いブツブツができ、数日すると自分で食事ができるまでに回復したそうです。

こうして私は、幼いころにクマイ笹に命を助けられたのです。

しかし、それからも生死の境を歩むような生活が続きました。

日々の生活で学んだ笹の不思議

炭鉱が斜陽化し始めた昭和三一年、父は何とか食べものだけでも安心して食べられる生活をしようと、日本の最寒の地、幌加内町に開拓農家として入植する決心をしました。

もちろん電気などもありません。周りは白樺と笹の生い茂る原野。その未開の地を相手に鍬一本で立ち向かい、ほとんど生きられる限界状況のなかで自然との死闘を繰り広げたのです。

有島武郎の小説『カインの末裔』にニセコの開拓農民の悲惨な姿が描かれてい

ますが、私たち家族の生活はそれよりもさらに過酷だった気がします。

しかし、不思議なことに、辛かったことよりも、楽しかったことばかりが脳裏に蘇ってくるのはなぜでしょうか。朝五時に起こされ、弟と二人で五キロの山間の道を一時間半かけて学校に通うのですが、思い出すのは、自然のなかでのさまざまな体験に驚いたり、喜んだりしたことばかりです。

ノートやエンピツも先生からのいただきものばかりで、ひもじい思いをする毎日だったにちがいありません。にもかかわらず、学校の行き帰りの大自然との出会いだけが鮮やかな思い出として蘇ってくることを、我ながらびっくりするのです。

父母の苦労とは別に、そして学校の成績はともかくとして、私にとっては野山で草や木の実をとって食べたり、川で魚釣りをしたり、泳いだりすることが生活のすべてでした。

山や川、草花や鳥たちに囲まれた少年時代は言葉に表せないほどに豊かで、愉快な日々でした。

　そんな当時の印象深い思い出があります。

　夏の暑い日、いつものように魚の餌のミミズをもって魚釣りに出かけました。深い川底のジャリが光って見えるほど透き通った小川には魚が群れ、柳の枝に綿糸を垂らしただけの釣り道具でも苦もなく数十匹釣れました。釣れ始めると、笹を一本折ってきて、釣った魚のエラに通します。

　そして、笹一本にいっぱいの魚がぶら下がると、近くの笹の草むらにひっくり返って居眠りをする。これが、いつものパターンでした。

　このときの寝心地が、なんともいえず気持ちいいのです。その後、どんな柔らかいふとんに寝ても、あのときの気持ちよさに勝る体験をしたことはありません。

　草むらには、アリも、バッタも、カマキリも、そしてヘビまでうごめき、草原のなかはムッとするほどの熱気に包まれていたに相違ありません。

　それでも笹のベッドはたとえようもないほど気持ちよく、陽が傾くころ、幸せ一杯な気持ちで目をさまし、家路を急ぐのです。

このとき、子ども心に不思議だったのは、笹原で目をさましたとき、この世の光景とは思えないほどあたりが美しく輝いて見えたことです。

なぜかわかりませんが、まるで別世界で目をさましたかのような感覚に襲われたことを、今も鮮明に覚えています。そして、この快感は癖になり、父の目を盗んでは小川に行き、魚釣りをして、笹の草むらで眠るという毎日がずっと続いたものでした。

不思議な体験はほかにもありました。笹の草むらに寝転んでいたのに、虫にかまれたり、刺されたりすることがほとんどないのです。

また、釣った魚を笹に刺してもち帰ると魚の生臭さがしなかったり、遊びほうけて手足がキズだらけになっても、笹の汁をこすりつけるといつのまにか治っていたり……そんな体験を昨日のことのように思い出します。

開墾で思い知らされた笹の生命力

こうして私は、知らず知らずのうちに笹と密接な間柄になり、ついにはクマイ笹エキスの開発に没頭するようになるのですが、その直接的なきっかけになったのは、ずっとあとになって畑作業でのある体験でした。

昭和三九年から四一年の三年間は、北海道は厳しい冷害に襲われ、自殺者が相次ぎました。このころ私は、北海道の短期大学を卒業し、教授のすすめで編入で四年制に進もうかと迷ったすえに、ふるさとに帰る決心をしました。

このときの気持ちのなかに「植物と接しながら生活したい」という思いがあったことは確かです。

しかし帰郷とはいっても、父親は農業経営に失敗していました。そこに帰るということは、もう一度開拓者として再入植することにほかなりません。再び過酷なランプ生活が始まりました。

笹の原野の開拓仕事は早春、雪が溶けたらすぐに始まります。

まず原生林の一部に区画をつくり、笹を刈り払って道をつくります。山火事の延焼を防ぐための防火線づくりです。

次に、風下から「火入れ」をします。早春の笹は冬越しをしているため水分が不足していますし、葉には脂質もたくさん含まれています。その笹が燃えさかるときの火力のすさまじさ、稈《かん》（中空な茎）が破裂するときの音のすさまじさは、体験した人でないと想像もできないでしょう。

山全体が大火事になるのではないかと心配になり、身の震えを抑えることができないほどです。

この恐ろしい火入れのあとは、大木をブルドーザーで抜根し、耕運機で笹の根を細かく砕きます。しかし、笹の根は地中に網の目のように張っているうえ、火入れをして地上の葉や茎を焼いても、地下茎はまったく弱っていません。おかげで耕運機はあちこちに飛び跳ね、これも大変な作業です。


こうして、ひと春で二〇～三〇アールくらいできる新畑に、まずソバの種を播きます。ソバは六月下旬ごろに播種しても九月には収穫できることが魅力ですが、その畑にまた笹が顔を出してきます。

根絶やししたはずの笹の新芽が畑一面に伸びてくるのです。この新芽をカマで刈り取るのも重要な農作業です。そうしないと、あっという間にせっかくの新畑が笹原に戻ってしまうのですから。

笹の根は想像を超える強靱さをもち、群生し連携して何と全長二〇〇メートルものびているといわれています。生ゴムのような弾力のある根が本当に朽ち果てるまで三年も四年もかかります。

これほどにすさまじい生命力をもった植物はほかに見当たりません。

こうして開墾はそのまま笹との格闘の連続になるわけですが、人間の側から見れば難儀なこの植物も、自然の側から見れば、大量のミネラルを含有し、土のバクテリアの増殖を助け、肥沃な土壌をつくりあげる恵みの植物です。

笹のそんな姿に気づいたのは、開墾がひと段落し、気持ちに少しだけゆとりが出てきたからだったかもしれません。

ある年の秋の収穫期を迎えたときのことでした。私は妙なことに気づきました。なぜか笹の近くのソバの実のつき具合が特別にいいのです。

当時の畑は、群生する笹の茂みに囲まれていました。笹の近くは笹に地中の養分を吸われて作物が育ちにくい、と土地の農民は常識的に考えていました。まして幌加内の笹は、私が手を伸ばしても届かないほどの背丈です。畑の隅はこの巨大な笹の陰になって日照もわずかしかないため、なおさら笹の近くは収穫が減るというのが道理です。

ところが、実際に取り入れをしてみると、畑の隅のほうが収穫量が多いのです。不思議でしたが、翌年も同じように作付けをしてみると、やはり隅のほうが収穫が多いのです。

不思議に思って父親に話してみると、こう言われました。

「そんなふうにお前が何でも興味を示す性格だから、村の人たちは〝菊地の息子はかなり変人だ〟と言っているぞ。わしらは農業の素人なんだから、わからないことは多い。笹の近くのほうが収穫がいいなんて言うと、またヘンなことを言い出したと噂されるから、言わないほうがいいぞ」

町ぐるみで笹での活性化がスタート

こんなわけで、このことを口にすることはしばらくありませんでしたが、笹にはほかの植物の生長を促進させたり、抑制したりする力があるのではないかという疑問は私のなかにしっかりと刻み込まれ、笹に対して本気で関心をもつようになったのです。

開拓生活に汗を流す一方で、独学で大好きな物理、化学そして笹の学習を続けていました。一村一品運動を盛りあげようという動きのなかで「菊地の笹の資料をもとに町興しを」という話がもちあがったのです。

さっそく、川瀬清・北海道大学教授（当時）にご協力を仰ぎ、町ぐるみの笹の資源の活用研究が本格的にスタートしました。

以来、川瀬先生には一〇年間にわたって「幌加内町専門員」としてアドバイスをいただきました。

しかし、具体的な研究開発は試行錯誤の連続でした。そもそも笹とはどのような植物なのか。その本当の姿をかいま見るだけで何年もの歳月が流れました。

例えば、笹は生命力が強いので寒風に耐えられるのだ、と言われます。しかし、それは少し違うようです。笹の葉は、寒風に晒されると地上部はほとんど死滅してしまいます。

では、なぜ厳寒の幌加内町に三〇センチ以上もある日本一の長さの笹の葉が生い茂るかというと、じつは雪のお陰なのです。雪でつくった〝かまくら〟の内部が暖かいのと同じように、笹は二メートルを超える雪に埋もれることで暖かい環境を得て、じっくりと春の準備ができるのです。

本州に茂る笹の品種は、冬になると葉のフチが白く隈取りますが、北海道の同じ品種の笹は葉全体が緑のままです。

ひょっとすると、本州の笹は雪に守ってもらえないために自らの葉緑素の一部を捨てて、呼吸を少なくするように進化したのかもしれません。

笹の葉がまだ開かないときに、先端部分を引き抜いて口に含むと、白い部分が舌のうえでとろけます。山登りのときなどに、これを何本か口にして登ると元気がもりもり出てくるのがわかります。山の男たちも笹の葉の芯を口にくわえて仕事をする姿をよく見かけますが、そのパワーのまえではスタミナドリンクなど足下にも及びません。

しかし、こうした笹のすごさに気づいた人間はこれまでほんの一握りでした。大半の日本人は笹を邪魔者扱いしてきたのです。

川瀬清先生は、その著書『森からのおくりもの』（北海道大学図書）に次のように書いておられます。

《森の中に役に立たない物はない。あるとすれば、それは人間が役立てないからである。》

川瀬先生の言われる通りです。笹は決して邪魔者ではなく、「天からの素晴らしい贈りもの」なのです。

第3章

有害な酸素ラジカルを除き、ガン予防、老化予防に

『野菜はガン予防に有効か』（前田 浩著）は私のバイブル

今から三〇年も前の、熊本大学医学部の前田浩先生の『野菜はガン予防に有効か』という本との出会いは、私の人生にとって、とても大きな出来事でした。まさに植物力を抽出することの重要さを説いていました。

タイトルこそ『野菜はガン予防に有効か』という一般向けするものでしたが、ほかの本と比べてひときわ地味な装丁と、「酸素ラジカルを巡る諸問題」という副題に惹かれて手にとってみました。

パラパラとページをめくり、青ざめました。

大げさでなく、心臓が高鳴り、汗がにじんできました。

思い起こせば、初めて「抗酸化力」という言葉に出会ったのはこのときでした。

「抗酸化力が酸素ラジカル（活性酸素）を制御する……。そうだ、そうだ、これだ！　私が追い続けてきた生命力とは、〝抗酸化力〟のことだったんだ。私はずっと医薬品にはない、この力をクマイ笹から頂こうと夢みてきたんだ！」

すぐに本は赤線と書き込みでいっぱいになっていきました。

そして、次の一節を読んで、私の興奮は頂点に達しました。そこには、私のそれまでの一〇年の試みがたった三行で書かれていました。

「食品の加熱時の反応で、糖とアミノ酸の反応によって生成する物質群は、レダクトン類といわれる無数の化合物の存在が知られているが、それらのあるものは相当強力な酸素ラジカル中和能をもつと考えられる」

「食品」の文字を「笹」、「キノコ」に置き換えれば、それはもう私の研究内容そのものでした。

この本はすぐに私のバイブルとなり、研究開発の柱となりました。
そして、私の仕事の目標が「老化していく生命を護るための抗酸化力の強いエキスを、植物やキノコから頂く」という言葉で明確化されました。

「野菜などの植物には活性酸素を除去する働きがある」

熊本大学医学部教授　前田　浩先生

菊地　先生のご本は、ずっとバイブルのように読ませてもらっています。現代医療のもっとも根幹的な問題をこれほど見事に指摘した本はほかにありません。今日は、憧れの人にお会いするような気持ちで参りました（笑）。

前田　ありがとうございます。おかげさまで拙著は、医療の現場からも多くの反響があり、「この本のおかげで、やっと医学的に患者さんに食べ物の大切さを説明できるようになった」などと各地の先生方から手紙をかなりいただきました。

青森県弘前市のお医者さんからは、患者に出す薬の量を三分の一に減らし、

「おかげで生活習慣病がかなり少なくなった」という連絡ももらいました（笑）。

菊地　毎日食べる食品の大切さは多くの方がご存じです。ところが、病気になると薬に飛びついてしまう。これが当たり前になっているのも、医療と食品の接点が見えないからだと思います。

前田　医学的には、薬物と食品との違いはどう考えられているのでしょうか。

菊地　薬品の多くは、有効成分だけを抽出してつくられるために分子量が小さいのが特徴です。だから、成分がからだの細部にまで届くという利点はあるのですが、そのことが却《かえ》って逆効果や弊害をもたらします。

例えば、Ｃ型肝炎などの治療に使われるインターフェロンは、尿から多く排出されてしまうかと思えば、脳にまで影響を与えて、うつ病で自殺者が出るなどの副作用を抱えています。こうした問題を少なくするために最近、高分子薬剤の研究が盛んになっています。

前田　薬物も、高分子の時代になってきたわけですね。ただ高分子の場合、成分が細部にまで届かず、効果が薄れる恐れはありませんか。

菊地　そこが大きなポイントです。高分子は、低分子とはまったく違う働きをすることが最近の研究でわかってきました。しかも、病変部とその周りで有効な働きをするんです。

また、高分子の作用も、一つの成分が一つの病原に作用するというのではなく、さまざまな成分が複雑に絡み合って作用することもわかってきました。

菊地　そこで食品に関心が集まっているわけですね。食品には高分子のさまざまな成分が詰まっていますから。

紫外線に打ち勝つ植物の力

前田　もう一つ、食品、とりわけ野菜などの植物には重要な働きがあります。活性酸素（注）を除去する作用です。

紫外線による炎症から細菌の毒性にいたるまで、活性酸素が深くかかわっていることも最近の研究でわかってきました。患部に発生する過剰な活性酸素が細胞を傷つけ、病気や老化を促進するんです。

ところが植物は、強烈な紫外線に晒《さら》されながら、すくすくと成長します。

なぜだろうか、という素朴な疑問から植物の機能性の研究に入っていったわけです。

菊地　その点が、私がもっとも勉強させていただいたところです。ほとんど独学で笹の機能性を探求していたときに、先生のご本がどれほど励みになったかわかりません。

前田　植物がもつ、活性酸素を無害化する機能性はとても重要なものです。この視点から食品栄養学と医学が結びついた新しい研究分野が重要になるだろうと思っています。

注：活性酸素＝ふつうの酸素より活性化された酸素と、その関連物質のこと。これに炎症反応によって大量に発生する一酸化窒素が加わり、生体に傷害を与える。

僭越な言い方ですが、私がお伝えしたいことの大半はじつは、この前田先生のご本に書かれています。しかし、残念ながら同書は絶版になっており、入手が困難です。そこで前田先生の了承をえて、同書のエッセンスだけを以下に再録させていただきます。

野菜はガン予防に有効か

酸素ラジカルを巡る諸問題（抜粋）

熊本大学医学部教授　前田　浩

緒　言

著者は三〇年以上にわたってガン、とくにガン治療に関する研究を行ってきた。著者のもう一つの研究テーマは細菌やウィルスの感染と病態発現のメカニズムの研究である。これらの二つの問題、つまりガンと感染症の問題の背後における共通点として、近年話題となっている活性酸素（本書では酸素ラジカルと呼んでいる）の関与がわかってきた。

一方、最近一〇～二〇年間の世界中の数多くの研究から酸素ラジカルは発ガン、老化、動脈硬化、潰瘍、リュウマチ、ひいてはアルツハイマー等老人痴呆症などの発症に深く関わっているのみならず、発ガンとは全く正反対の制ガン剤の作用（制ガン作用）や殺菌（つまり、生体の感染防御）の本体としても、それが最も重要な分子種であることがわかってきている。

従って酸素ラジカルを除去する物質の投与（摂取）が、これらの問題に大変重要であると考えられる。これら抗酸化（抗酸素ラジカル）能のある成分を食品あるいは食事として日常的に摂取することが有用であることを示唆するものである。

事実、人間はそれらを野菜など植物性食品から摂取する必要があり、それ以外あまり有効な手立てはないのである。

このような作用を示す成分は、これまで知られているビタミンや栄養素などとは違う物質が数多くあり、近代栄養学で忘れられ捨て去られていた多くの物質群が含まれる。本書はそのような立場を見据えて、本書のスコープとしてまとめたものである。

近代栄養学のパラダイムとパラドックス

本書の重要テーマの一つとして酸素ラジカルをとりあげる。このものは別に記すようにガン、老化、動脈硬化、アトピー、種々の潰瘍、リュウマチ、アルツハイマーその他数多くの急性型や慢性型の疾患で、それらの大半は酸素ラジカルに短期あるいは長期間（数年以上）さらされることによって生ずる病態であるとも考えられている。

野菜その他植物食品中に含まれる各種物質がこの酸素ラジカルの毒力を中和することから、上記のような各種疾患を予防するためには、これらの食品を上手に調理・摂取することである。

この植物力こそ、活性酸素を消去し、ガンにならないための力であることも示されていました。

ガンになっていく過程、それに立ち向かう植物力の成分の抗酸化力の威力が、しっかりと示されていました。

ドクターが書いた専門書ですから、難解でしたが何十回も読みました。

自分の進めてきた植物の機能性を取り出す抽出方法の経過、そしてたどりついた循環多段式加圧抽出法が、間違いなかったことを確認いたしました。


この本には、植物力がいかに私たちの生命を守ることに重要であるかの根拠が示されておりました。

自分も、クマイ笹抽出という同じ課題に向き合っていることがわかり、さっそく循環多段式加圧抽出法で抽出した植物力が、本物かどうかの研究分析を、前田先生に依頼しました。

驚くほどの結果でした。

そして抗ガン効果に大きな力があることも確認できました。

こうしてクマイ笹を通して、本来持っている植物の凄まじい力を確認することができたのです。

私たちがただの野山の雑草のように眺めている笹にも、これほどの植物力があることを知りました。

その後、野のヨモギやキノコ類などの植物力の研究が進むのですが、人間の退化した分解吸収力を高めるために、このようなテクノロジーが本当に必要であることがわかりました。

そして、生き物たちの生命を守る力、病気になりにくい自然治癒力の強い体に、近づくことができることも知らされました。

酸素ラジカルの恐ろしさ

前田先生の著書には、酸素ラジカル、活性酸素と身近な野菜の力がしっかりと分析され、植物力を頂くためには、生野菜ではほとんど効果がなく、煮沸してもビタミンなどは壊れてしまう、ということが証明されています。

「病気の原因は共通項として酸素ラジカルが原因だった。

この活性酸素を中和するものが植物由来食品成分に多く含まれている」
しかし植物の摂取量と生体内での養分の利用の可能性、例えば野菜本体から有効成分が腸管にどれほど吸収されているかについては、今行われている生野菜の摂取ではほとんど吸収されないことがわかりました。

全面的に生野菜がダメだということではないのですが、多くの植物力の強い野菜は、生で食しても、人間の力では消化吸収できないので、せめて、煮沸して細胞壁を壊す必要があると説かれているのです。

細胞壁の分解法

植物力、その力を得ようとすれば、煮沸するなり温度をかけて抽出する方法が必要であり、生の野菜を食べても分解吸収は人間にはできない、などのデータが表示されていました。

漢方にもある通り、生で食さず、煮ることによって得ることができる抗酸化力と比較があまりにも違うので驚きの連続でした。

その後クマイ笹だけでなく、もっと多くの作物やキノコ類から得られる強力な植物力の研究開発も進みました。

霊芝の検証、ベータ－グルカンは分解しないとただの木っぱと同じです。ですからキノコをただ粉末にするだけでは、ほとんど植物力を吸収できないこともわかりました。

第4章
笹の抗菌力が抗生物質を越える？

黄色ブドウ球菌、ピロリ菌を殺菌する

私の開発した循環多段式加圧抽出法によって、植物やキノコから有効成分を従来の熱水抽出法の数倍〜数十倍も多量にとり出すことができます。そのため、体の免疫力を上げる力が強いことは多くのデータで実証されています。

しかし、それらのデータを確認しながらも、私にはもうひとつ納得できないものがありました。

「有効成分が多いことだけで、これだけの力を発揮できるのだろうか？」

という疑問です。

たしかに有効成分が多いことは大切なことで、それゆえに私の抽出法によるクマイ笹エキスは、ガンをはじめとする難病に臨床使用されています。

ご利用頂いている方々からの手紙や電話やメールには、症状の改善だけでなく、

「意欲が湧いてきた」とか「食欲が出てきた」とか「うつ症状が改善した」といった、思いがけない感想が数多くあります。

これは何だろう、と当初は面食らってしまいました。

でも、よく考えてみるとあたりまえのことかもしれない、と気づきました。

私の抽出法は、有効成分だけをターゲットにしているわけではありません。アミノ酸やビタミンなど、植物やキノコが持っている成分をできる限り自然のまま、そのままのかたちで抽出しようという考え方でできあがったものです。だから、これまで知られていない成分も含まれている可能性が大きいわけです。

では、どんな未知の成分が含まれているのか。

それについては、ほとんど調べる術《すべ》がありませんでしたが、各方面の研究者の方々のご研究で、その一端が次第にわかってきました。

全貌を知るにはまだまだ時間がかかるでしょうが、いくつかの現象や作用を確認することで、植物やキノコが本来もっている力の秘密が明らかになってきました。

その一つが、細菌に対する殺菌作用です。

循環多段式加圧抽出法によるクマイ笹エキスに殺菌作用があるらしいことは、一連のデータ分析で以前からわかっていました。

笹の葉は昔から、腐りやすいものを包んだり、保存するときに利用されてきました。このことから当然、腐敗を引き起こす菌を殺す作用が強いことが想像されました。

しかし、どれほどの殺菌力なのか、どのように作用するのか、といった研究はほとんど手つかずのままでした。

私の頭のなかには「この抽出法による笹エキスだから、笹が本来もっている強力な殺菌成分がそのまま含まれているのでは……」という確信に近い思いがありました。

そして、まさにその通りだったことを立証してくださったのが近藤勇・東京慈恵会医科大学名誉教授とバイオス医科学研究所の三木敬三郎所長でした。

近藤勇先生との出会い

循環多段式加圧抽出法で抽出した霊芝の植物力を分析してくれた三木先生から、とんでもない話が舞い込んできました。

笹の抗菌力が、話題のピロリ菌を除去できるかのテストを依頼したので、慈恵医大の近藤勇先生に、学士会館でお会いするようにとの話でした。

早速ネットで調べると、なんと近藤先生は日本の抗生物質の医薬品を作り出すオーソリティーでした。

いささか驚きましたが、せっかくのチャンスなので、お会いすることにいたしました。

今から二〇年ほど前の話です。

目的は、弊社の開発した循環多段式加圧抽出法で取り出した笹の多糖タンパク類群がピロリ菌除去に効果があるかについてでした。

循環多段式加圧抽出法で笹から植物力を抽出した事実を、近藤先生にお話しいたしました。

「話はわかりましたが、この製品は健康食品でしょう。残念ですが、抗生物質を作り出すとはそんな簡単なことではありません」

即座にクマイ笹の抗菌力については否定されました。

とにかく門前払いでした。

それでもせっかくだからと、持参したクマイ笹エキスは持ち帰ってくれました。

それから数カ月後、突然、我が家に電話が入りました。

「近藤です。今大変なことを確認しています。至急追加の笹エキスを送ってください」

この続きは対談集に乗っておりますので、引用いたします。

クマイ笹エキスが黄色ブドウ球菌の細胞分裂を止めて死滅させてしまう

東京慈恵会医科大学名誉教授　近藤　勇先生

菊地　近藤先生と初めてお会いしたのは一昨年の年末のことでした。そのすぐあとの大晦日に、北海道の私の自宅に電話をいただき、恐縮しました。

近藤　そうでしたか、大晦日でしたかね。お会いしたときに菊地さんが「うちの笹エキスは黄色ブドウ球菌や緑膿菌（注）を殺菌する」とおっしゃったので、さっそく研究室に戻って実験をしたら、その通りだった。それで驚いて、すぐに「原液を送ってほしい」とお願いの電話をしてしまった。興奮していて、大晦日か正月かも忘れていました（笑）。

菊地　驚いたのは私のほうです。それまでも殺菌効果についてはいくつかデータがありましたが、それが細菌学の権威の先生さえびっくりされるようなものだとはわかりませんでした。

近藤　正直言いまして、菊地さんの笹エキス「ＡＨＳＳ」に出会うまで、「健康食品」とか「機能性食品」にはまったく関心がありませんでした。だから、実験をするときも「どうせ大したことはないだろう」とタカをくっていたんです。ところが、大変なことが起きてしまった（笑）。

菊地　「ＡＨＳＳ」の作用のなかで、先生が一番驚かれたのはどのようなことですか。

ピロリ菌も死滅。国際ピロリ菌学会で発表

近藤　いくつもありますが、まず黄色ブドウ球菌の細胞分裂を止める作用です。そのメカニズムはまだよくわかりませんが、とにかく、菌が細胞分裂できなくなって死んでしまうんです。もう何十年も黄色ブドウ球菌を研究していますが、こんな現象に出会ったのは初めてです。

そして、これに驚いて、コレラ菌で試してみると、ごく薄い濃度にもかかわらず、簡単に死滅してしまった。

さらにヘリコバクター・ピロリ菌にも試すと、これもまったく同じように すぐに死滅した。とても驚きましたし、こんなすごいものと出会えたことが うれしかった。

菊地　ピロリ菌というと、日本人の二人に一人は保菌者で、胃炎・胃潰瘍から胃ガンにまでつながる原因菌として騒がれていますね。ある統計では、慢性胃炎や胃潰瘍の患者の七〇％～九〇％、胃ガン患者の六〇％～一〇〇％がピロリ菌に感染していて、除菌治療は昨年一一月には健康保険の適用になりました。

近藤　抗生物質を使った除菌治療も一定の効果はありますが、強い副作用がありますし、完全な除菌はできません。そんななかで今後、ピロリ除菌に対してAHSSに大きな期待が持てると私は確信しています。

菊地　ピロリ菌に対しても、黄色ブドウ球菌と同じようにAHSSが細胞分裂を阻止するのですか。

近藤　それがまったく違うんです。ピロリ菌にはシッポのような鞭《べん》毛があって、それを活発に動かして活動しています。AHSSは、この鞭毛が被っている鞘《さや》を溶かしてしまうんです。これも今まで見たことがない作用です。

菊地　鞘が溶けてピロリ菌が死ぬ、ということですか。

「笹のすばらしさを細菌学的に世界に公表することは使命」

近藤　ピロリ菌は、胃のなかの強い酸にもびくともせず、鞭毛のパワーで胃壁にグイグイと穴をあけて入り込み、棲みついています。しかし、鞭毛の鞘が溶けて直接的に胃酸にさらされるとひとたまりもありません。

鞘が溶けて鞭毛が縮れて丸まっている状態の画期的な写真の撮影にも成功したので、国際ピロリ菌学会で発表しました。

菊地　笹の有効成分は従来の技術ではほとんど抽出できず、私どもの開発した循環多段式加圧抽出法によって初めて〝笹の恵み〟をたくさん抽出できるようになりました。こうして生まれた私どものエキスは、免疫力をあげたり、抗酸化作用をもつ健康食品として広く愛用いただいていますが、近藤先生らのご研究で、さらに抗菌・殺菌作用もきわめて高いことがわかり、改めて笹のすばらしさに感嘆する思いです。

近藤　笹は日本固有の植物です。笹のすばらしさを細菌学的に明らかにし、世界に公表することは私たち日本人研究者の使命と思っています。

注：緑膿菌＝学名は"Pseudomonas aeruginosa"といい、日和見病原菌として病院内で重篤な感染を起こし、しばしば致命的である。症状としては、化膿性炎症を起こし、局所組織の融解、深部への侵入、全身感染にいたる。
ＭＲＳＡ（メシチリン耐性黄色ブドウ球菌）と同様に院内感染菌として知られ、ガン末期や糖尿病などの入院患者に感染しやすい。

近藤先生による抗菌力治験コメント

私たちはクマイ笹から「循環多段式加圧抽出法」によって生物活性のある物質を抽出しました。
そのクマイ笹エキスの微生物に対する最小阻止濃度試験などから、このクマイ笹エキスが多くの微生物組織に抗菌力があることを確認しました。

興味深いことにピロリ菌、コレラ菌、これらの試験した微生物の中では高い感受性をもっていました。

二つの菌に共通する大きな特徴は鞭毛の鞘を持っていることです。

そこでこのクマイ笹エキスが、ピロリ菌の鞭毛の鞘にどのように作用するのかを確認したところ、鞭毛の鞘が溶けて鞭毛がコイル状にほどけてしまうことがわかりました。


ピロリ菌は胃粘膜にねじ込むように活発に活動し、胃酸の影響を逃れて生きています。それを可能にしているのがプロペラのように回転する鞭毛です。

この鞭毛を胃酸から守っているのが鞘です。ですから、このクマイ笹エキスによって鞘が溶けてしまうと、胃酸にさらされた鞭毛はすぐに変形してしまい、コイル状にほどけてしまうのです。

こうなるとピロリ菌はプロペラを破壊されたヘリコプターのようにすぐに機能を失って墜落してしまいます。また電子顕微鏡で見ると、ピロリ菌の死に方も特徴的です。

クマイ笹エキスが作用した菌は、体からアブクのようなものが出てきて死滅します。このアブクのようなものは細胞質と思われますが、抗生物質で死滅する場合にはこのような現象は見られません。

笹の成分のなかに、これまで知られていない特異的な作用をするものが含まれていると考えられます。

そして我々は、「クロモリジン」と命名した殺菌物質をクマイ笹から抽出、精製し、化学構造を決定しました。

これは、緑色の植物から普通に抽出される色素、クロモンの誘導体で、クロモリジンの名称はこのことに由来しています。

クロモンそのものは抗菌物質ではないが、クロモリジンは、クマイ笹エキス同様に細菌に対しての殺菌作用を示しました。クロモリジンを化学合成し、分子量（192.16 ダルトン）を測定しました。すでに述べましたが、ピロリ菌の表面外膜タンパクを部分的に溶かすことで、コイル状の形状を顕わしながら、鞭毛の鞘の部分的崩壊が加速していきます。

この鞘は、細胞壁と同じ成分からなることが知られています。クロモリジンは細菌、細胞壁へ同様に作用して、鞘を部分的に崩壊させることがわかりました。

人間の正常細胞にはダメージを与えないので安全なクマイ笹エキス

特殊抽出によるクマイ笹エキスは、すでに多くの方が愛用されている機能性強化食品で、安心して飲んでいただけます。

これまでのところ、副作用と思われる報告もまったくありません。

このクマイ笹エキスによるピロリ除菌・抑制作用の詳細なデータは、まだサンプル数も少なく、抗生物質と比較検討はできませんが、近藤先生は次のように書かれています。

特殊抽出・クマイ笹エキスは、人間の細胞と同じ真核細胞の細菌（カンディダ菌など）にほとんど作用せず、人間の正常細胞にはダメージを与えないこともわかっています。こうしたことから、抗生物質と比べてこのクマイ笹エキスによる除菌は、耐性菌や副作用の問題が少ないというメリットがあります。新しいピロリ除菌法として期待したいと思います。

ただし、ソバや卵に対してアレルギー体質の方がおられるように、笹に対してアレルギーをもっている方がおられるのも事実で、その場合には、かゆみなどの症状が出る可能性があります。アレルギーが心配な方には、ご相談いただけるクリニックなどを紹介しています。

なお、近藤先生の実験では、このクマイ笹エキスはピロリ菌にはごくわずかで作用するにもかかわらず、人間の細胞にはほとんど作用しないことがわかっています。薬剤による副作用はしばしば、薬剤が正常細胞にもダメージを与えるために起こります。その点で、このクマイ笹エキスは安全な食品であることが、この実験によって立証されています。

その後、研究開発に関わった三木、近藤、菊地三名の共著で『ＡＨＳＳによるピロリ菌撃退法』が出版されましたが、あまり多くの人に活用されることはありませんでした。

皆さんも、たかが健康食品と思われたのかもしれません。

せっかく重要な研究開発がされて、海外での学会発表で認められた研究でしたが、普及できなかったのは弊社の力不足が要因だったと、いつも反省がありました。

この機会に、もう一度ピロリ菌撃退法の一つの方法として、クマイ笹抽出物によるピロリ菌駆除についてお知らせいたしました。

薬剤師や医師に広がるクマイ笹エキスの適用範囲

薬剤師や医師の先生方がそれぞれにＡＨＳＳをお使い下さり、そこで実証されるＡＨＳＳの効力のすごさに私自身が驚かされるといった体験が何度もあるのです。

東京での漢方薬剤師の集会での時でした。どこの笹製品が良いかとの話になりました。

「〇〇製薬会社の笹エキスは北海道日本海側の一〇〇〇ｍを超える山から、晩秋の成熟した笹を収穫し、熱水製法で取り出した成分です。とても良い商品で患者さんに奨励しております」

ある先生が自分のお店で販売されている製薬会社の笹エキスのパンフレットを読み上げたあと

「あなたの会社はどんな製法ですか」との質問がきました。

私は学習のために他社商品にも目を配って、自分の製品との分析比較をしておりました。このようなうさん臭い笹商品の説明を鵜呑みにし、賢い先生方が信じて販売していることに驚きました。

若気の至りで先生に申し上げました。

「北海道日本海側に笹の生えている高山はありません。一〇〇〇ｍを少し超える暑寒別岳《しょかんべつだけ》がありますが、笹の自生も無く、まして自然公園からの採取は禁止されているでしょう。

笹の生えていない山から何を採取するのでしょう。

また晩秋の成熟した笹をエキスの原料にすることはとても危険です。その頃の笹はケイ酸とフェノールの成分の塊のようで、飲むのにはとても危険なものです。

煎じるとのことですが、一〇〇度でゴトゴト煎じるだけで本当に薬効成分である多糖タンパク類群が抽出されるでしょうか。

煎じていく製法では、ほとんど酸化して有効成分が少なくなり、水飴の兄貴のようになります。

薬効成分はどこにあるのでしょうか、お聞かせください」

その後の混乱はご推測の通りです。

健康食品、機能性食品の中には危ないものが多いことは確かだと思いました。


ついでながら、弊社は笹を採取する条件として、
・車道から数キロ離れていること
・農薬や車の排気ガスの影響のないこと
・九枚の葉のうち六枚目頃まで生育した八月いっぱいまでの若笹を採取すること

を決めました。

この若笹には特性があり、車道近くで車の排気ガスや農薬に少しでも影響されると、成分分析にはっきり表示されるのです。いわゆる吸収力が強いのです（それはエネルギー吸収にも通じるのですが）。

また晩秋の頃の笹はケイ酸やフェノール物質が多くて、抗菌力は強いのですが、食料加工原料には適さないことがわかっています。

笹が厳しい冬に深い雪に耐えるため、しっかりした準備がゴワゴワの厚い笹に変身させました。冬に備えるための準備だったのです。

こうした笹の分析の結果が採取の条件になりました。

細菌の細胞分裂をストップさせるクマイ笹エキス

一般に細菌は、およそ三〇分から一時間で細胞分裂を繰り返し、どんどん増殖していきます。細菌にとって「生きていく」ということは「増殖する」ことと同義ですから、細胞分裂が止まることは、そのまま死滅につながります。

その細胞分裂をこのクマイ笹エキスはストップさせてしまうのです。

電子顕微鏡写真で見ると、通常の細胞分裂では細胞のなかにきれいな隔壁（仕切り）が見えますが、このクマイ笹エキスを作用させた菌では、真ん中あたりに白いモヤのようなものができたまま分裂が止まった様子がはっきりとわかります。

専門的になりますが、細胞分裂が始まるときにまずＦＴＳ－Ｚというタンパク質が働いて、細胞の中心に隔壁ができ、そのあとＦＴＳ－Ａというタンパク質が働いて前の遺伝子の働きを除去したあと、分裂のプロセスが完成していくことが知られています。

しかし、このクマイ笹エキスがそのタンパク質の働きを止めてしまうため、遺伝子発現が阻止され、菌は死滅する。これが殺菌作用のメカニズムだと考えられています。

黄色ブドウ球菌は、院内感染で騒がれているＭＲＳＡ（メシチリン耐性黄色ブドウ球菌）としても社会問題になっている細菌です。

黄色ブドウ球菌に対するこの特殊抽出・クマイ笹エキスの殺菌作用も今後、各方面で応用が期待されています。

現在進行形の研究、褥瘡《じょくそう》（床ずれ）

現代の進んだ医療の現場で、多くの方が悩んでおられる「床ずれ」という痛々しい現象を治す薬がないとは、信じがたい話です。

昔から床ずれになったら、ヨモギが効くという話は聞きましたが、どのように活用するとよいのか、わからずじまいでした。

数年前、川崎の研究所から「褥瘡の研究をしているが、多くの漢方薬を実験したがその効果がなかった。御社の抽出したクマイ笹と大葉蝦夷《えぞ》ヨモギのエキスに良い反応が出たので、研究を続行したい。そこで笹エキスを提供して欲しい」との依頼がありました。

植物多糖タンパク類群には、主として笹とヨモギの特殊抽出エキスが混合してあることを話すと、両方の単体エキスも送ってくださいとのことでした。

それから数年たって、とても良い研究結果が出たので、早速製品化してクリニックで試用する予定だと伺いました。

特に多くの高齢者の悩みの床ずれを防ぐことができたり、治療できたりすると、どれほどの方が喜ばれるかと思うと、一日でも早い製品化を願うばかりです。

クマイ笹エキスと褥瘡

東邦大学看護学部非常勤講師　大野　章

世界に先駆けて超高齢化が進んでいる日本では、要介護者の数が増え、いわゆる在宅を中心に寝たきり状態の割合が高まっています。

寝たきり状態が続くと、栄養状態にもよりますが、筋肉や皮下脂肪が少なく、骨が突出している肩甲骨、仙骨部、踵などの身体の一部分が長時間にわたり圧迫を受け、摩擦やすれが生じ、皮膚組織の循環障害が起こりやすくなります。

そのような部位では発赤、腫脹、びらん、潰瘍ができ、いわゆる褥瘡が形成されやすくなり、最終的には壊死に陥る危険性もあります。

またそこに細菌などが付着定着すると感染性褥瘡となり、特別なケアが必要になります。特に病院や介護施設では、現在世界的な問題となっている抗菌薬耐性菌に感染する危険性が増し、治療に難渋することも少なくありません。

また耐性菌を生み出し伝播させる要因にもなります。褥瘡にならないためには褥瘡学会が定めているガイドラインで示しているように予防が第一となります。（http://www.jspu.org/jpn/patient/protect.html）。

予防には体位変換、体圧分散、栄養状態改善、褥瘡になりやすい部位へのスキンケアが必要で、治療には、体位変換、ポジショニングなどをベースにして、ガイドラインに従った褥瘡分類に従い、保存的治療（ポピドンヨードなど外用剤、保湿用ドレッシング材）、栄養管理、壊死組織切除再建術、基礎疾患の管理、患者教育など様々行われます。

感染性褥瘡には抗菌薬が使用されます。しかしそのような管理や治療は病院や介護施設では可能ですが、実際は、褥瘡患者は管理が難しい在宅で最も多くみられているのが現状です（宮地良樹、真田弘美編）『よくわかって役に立つ新・褥瘡のすべて』（永井書店）。

ここでは、クマイ笹エキスによる褥瘡予防の可能性について述べていきます。

クマイ笹は、北海道の原野に自生しており、五月から初夏にわたって、その若葉を摘み、乾燥させ、高温、高圧にかけて、クマイ笹に含まれるすべての成分を抽出、エキスを作ります。

このエキスにはフラボノイドと呼ばれる様々な薬効を有するポリフェノール系化合物が多数含まれ、エキスの重量の約五%を占めています。

フラボノイド化合物は、抗酸化作用・抗炎症作用・抗潰瘍創傷治癒作用・抗アレルギー作用・抗脂肪分解作用・抗菌作用・抗ウイルス作用など様々な生理作用、薬理作用があることが報告されています。

このような作用はまさに褥瘡の予防や、また形成された褥瘡の治療に極めて適していると考えられます。

特筆すべきは、我々が研究しているクマイ笹エキスの抗菌活性です。

抗菌薬耐性菌の問題は世界的に深刻となっていて、二〇一五年に世界保健総会で、薬剤耐性（ＡＭＲ）に関するグローバル・アクション・プランが採択され、加盟各国が二年以内に薬剤耐性に関する国家行動計画を策定することを求められる事態にまで追い込まれています。

この原因は現行用いられている抗菌薬のすべてが、その使用によって耐性菌を生じさせることにあります。

我々の研究は、クマイ笹エキスは現行の抗菌薬や消毒薬にひけをとらない抗菌活性、殺菌活性があることを明らかにしました（110頁の図１）。

しかしこれだけでは意味がありません。クマイ笹エキスは、現行の抗菌薬が作り出す耐性菌に有効であり、驚くべきことは、現行の抗菌薬は使用する過程で、必ず耐性菌を生み出すのに、クマイ笹エキスはいっさい耐性菌を生み出さないことが分かったことです（110頁の図２）。

これはクマイ笹エキスが、耐性菌による感染性褥瘡でも、優れた能力を内在させていることを表しています。

このようにクマイ笹エキスの使用は褥瘡あるいは感染性褥瘡の対策に理想的と考えられます。しかし実際に治療で臨床使用するには薬事法などの壁が大きく立ちはだかります。

図 1. In vitro褥瘡シュミレーションモデルによる クマイザサエキスの各種耐性菌に対する殺菌力

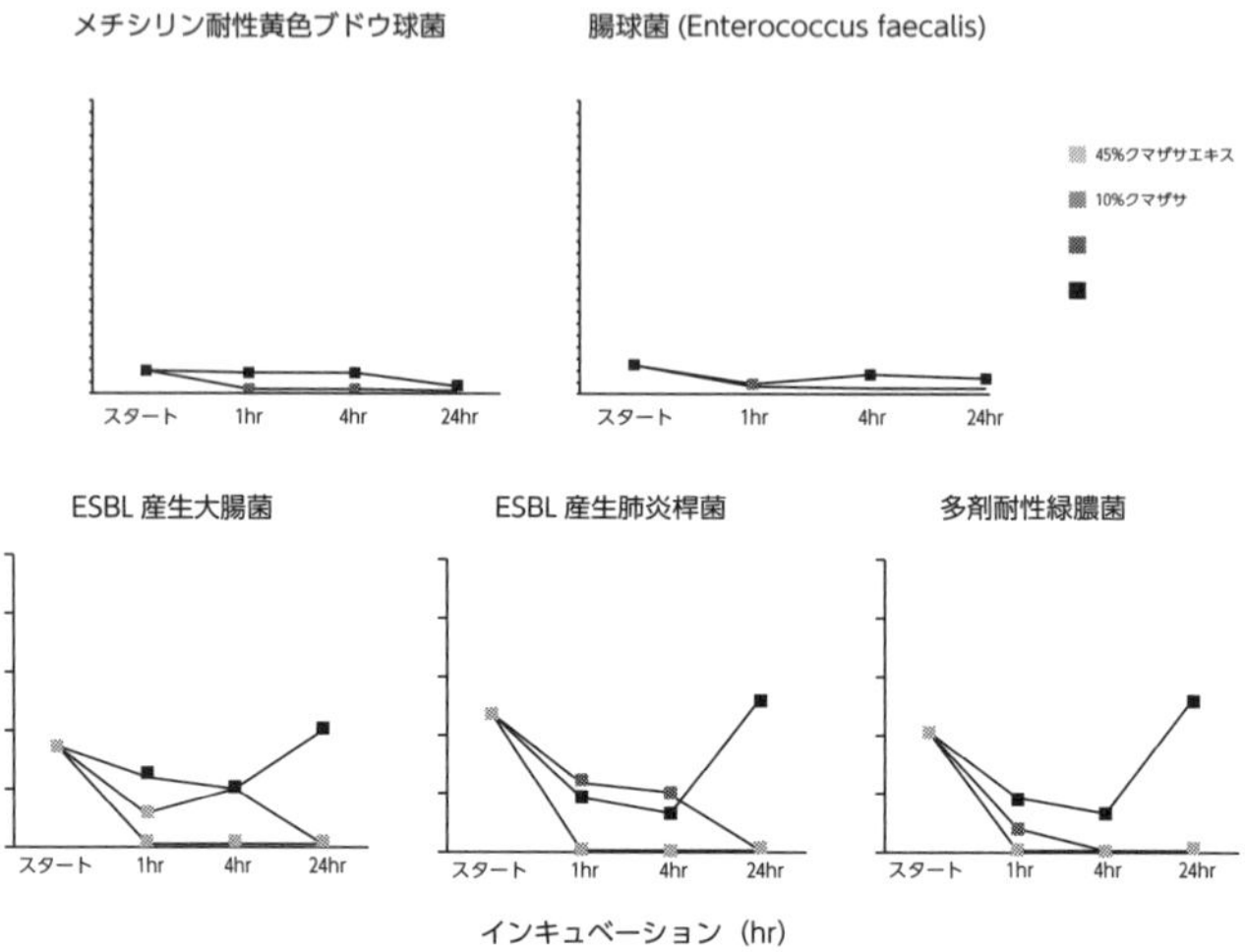

図 2. 緑膿菌 ATCC27853に対するクマイザサエキスおよび 対象抗菌薬の In vitro耐性獲得試験

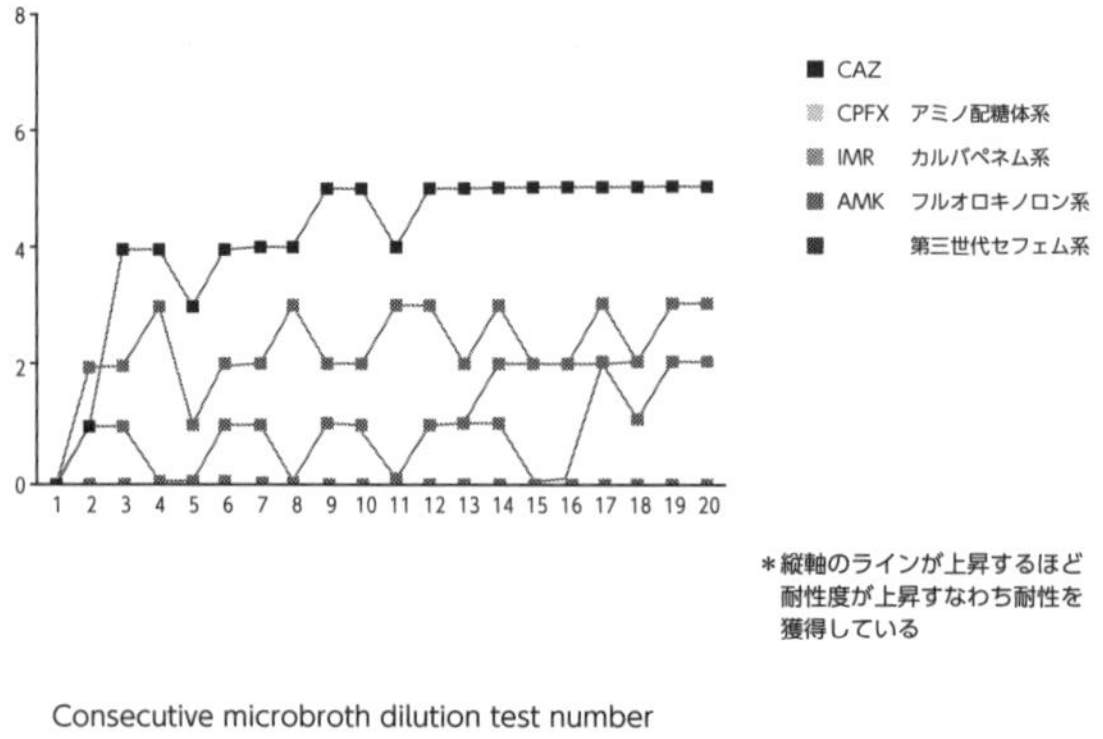

＊縦軸のラインが上昇するほど
耐性度が上昇すなわち耐性を
獲得している

MIC 連続測定接種菌液：前測定回の SubMIC 培養液より調整

その一方で民間療法として在宅で予防に使うことは可能かと思われます。古来よりあらゆる病気の予防や治療はすべて植物にある、そしてそれは神様が人間のために用意したとのお話もあります。クマイ笹エキスの魅力がこの分野にも表されているのではないでしょうか。

副作用のないピロリ除菌を広げたいですね

医療法人明生会賀茂病院院長　藤澤明生先生

菊地　臨床応用のときはとてもお世話になりました。先生の詳細な臨床データのおかげで、私どもの笹エキス「ＡＨＳＳ」の作用がじつに幅広く、確実なものであることがわかり、各方面から高い評価をいただくきっかけになりました。

藤澤　あのときは腎臓病、肝臓病、糖尿、ガン、呼吸器疾患などさまざまな症状を抱えた患者さん三六人に二四週にわたって飲んでいただきましたが、思いがけないデータが次々に出てきたので私自身もびっくりしました。

菊地　先生は、ほかの機能性食品についてもよく研究されておられますが、ＡＨＳＳの作用で特に印象に残った点はありますか。

藤澤　まず、患者さんがみんな「食欲がすごく出てきた」と言うのに驚きました。すっかり衰弱していた末期の膵臓ガンのおばあちゃんがＡＨＳＳを飲んで食欲が出てきて、最期までよく食べていた光景がいまも忘れられません。

それから最近では、大腸に一三個もの悪性ポリープができて手術した人が、その後、ＡＨＳＳをしっかり飲むようになってまったくポリープが発見されなくなったというケースもあります。

菊地　そういえば、半身不随で歩けるようになった方はいまもお元気ですか？

藤澤　すごくお元気です。動かなかった右腕が動くようになり、やがて歩けるようになって、いまでは一人で台所仕事もするし、うちの病院にも歩いてこられます。私もびっくりして菊地さんに「ＡＨＳＳには筋肉も回復させる作用があるんですか？」と尋ねたことがありましたね。

菊地　そうでしたね。筋肉が増強されたというより、からだにエネルギーが出てきて「動いてみよう」という気力が湧いてきたんじゃないでしょうか。とりわけ最近、医師や薬剤師さんから「菊地さんのエキスは、気力をなくした老人にもとてもいい」という報告をよく受けます。

藤澤　そういえば、肝臓ガンのおばあちゃんもうつ症状がなくなって、とても明るくなったことを思い出しました。ＡＨＳＳで明るく、ほがらかになる患者さんが多いのは事実です。元気になるのは食欲だけのせいではないかもしれませんね。

菊地　それに関連しておもしろいことに「ピロリ菌がうつ病にも関係している」という論文が欧米で出ているそうです。私どものＡＨＳＳにピロリ除菌の作用があることがわかって、「うつ病を改善するのもピロリ除菌の効果では」というお医者さんもいます。

「抗生物質でのピロリ除菌は苦しかったですよ」

藤澤　ピロリ除菌では、じつは私自身がとても苦しい思いをしました。昨年、抗生物質による除菌治療を受けたんですが、湿疹に悩まされたうえに気だるい感じがずっと続いて、「こんな苦しい治療は患者さんに勧められない」と実感しました。それからまもなくしてAHSSでピロリ除菌できることを知ったんです。連絡がもう少し早く入っていれば、あんな苦しい思いをしなくて済んだのに…と悔しかったですよ（笑）。

菊地　AHSSを使ったピロリ除菌療法のプロジェクトも藤澤先生らのご協力でいよいよ本格始動しました。抗生物質に代わって機能性食品を除菌療法に使うという画期的なプロジェクトです。

藤澤　うちの病院でも今後は、AHSSによる副作用がないピロリ除菌を患者さんに勧めていくつもりです。私と同じような苦しい体験を患者さんにはお勧めできません。

第5章　笹の遠赤外線が病を除く

笹ムロの条件

クマイ笹を森から採取して乾燥、粉砕、そして数回に分けて抽出するのですが、最後に残渣（カス）としてファイバー（繊維）が残ります。

せっかく山から頂いた笹の命を有効活用したいと、いろいろ試行錯誤してきました。

先述した通り、笹のファイバーは堅牢であるため、一般の植物より強い遠赤外線を持っていることを突き止めました。

「森のシンパシー」、「お元気さんマット」と遠赤外線のエネルギー商品を進めてきた経緯の中で、笹エネルギーの遠赤外線が健康に寄与するためにはどのような環境を作るといいのか、試作の連続でした。

そしてもっと本格的な、笹エネルギーを心身に受け入れる、生命バランスの取れる場所を作りたいとの願いのもと、平成九年、その試みは開始されました。

工場の側に笹エネルギーを体感できる笹ムロを建設し、早速実験にかかりました。二年間の実験で笹ムロの構造と温度、湿度、入浴の時間がわかってきました。この頃、赤平市への企業誘致の話が持ち上がり、それなら本格的に笹ファイバーを生かした事業にしたいと、笹ムロの開発事業に取りかかりました。

笹ムロ建設始まる

まず山野を切り開いて、『元気の丘』（元気を創る試みの丘）建設が始まりました。ドクターたちにも相談し、最も免疫力の上がる仕組みと入浴法を検討しました。入浴後の潤いを持続させる化粧品も開発しました。

せっかくの健康のための施設が、いわゆるサウナのように体に負荷をかけてはマイナスです。

こうして試験、経験を積み重ねてでき上がった笹ムロは、病院やホテルなどからの引き合いはありましたし、実際に構造やノウハウを使って、他でも温熱療法も行っておりましたが、弊社のノウハウが十分理解されないことが多く、一時ストップして、『元気の丘』だけで事業を進めました。

『元気の丘』での試みの八年間はとても楽しい実績を積む期間でした。美容を求める方はもちろん、遠くは東京などからガンの方、リュウマチの方などが来られて笹ムロに入られ、来られるときについてきた杖、車椅子を使わないで帰られる方も出てきて、感動の連続でした。

言葉を変えると、自然治癒力を高めるための試行錯誤の結果はしっかりと確認できました。

体温を高める条件

笹エネルギーの温熱の活用を考えるなかで、まず空を飛ぶ鳥たちを思いました。体温四〇度を超えると大空を飛ぶことができるといいます。

半面クジラのことを思いました。陸に上がったものの体温の維持ができずに海に戻っていった哺乳類です。

人間は三六度前後の体温での生命活動をしています。もし、あと〇・五度体温を高めることができたら、今の免疫力が急速に高まると医学者は言います。

ただ外から体に高温を強く当てるのではなく、笹の遠赤外線を活用して、ゆっくり身体内に温熱を取り込むことによって、自らの力で免疫力を高める体温を持続することはできないだろうか。

試行錯誤の繰り返しは、ドクターたちも巻き込んでのプロジェクトになりました。集約すると笹エネルギーを活用するその条件は

1、笹エネルギーの遠赤外線で体内に温度を注入し、体温を上げて免疫力を高める

2、加温した後、しっかり発汗することにより、生体機能調整ができる環境を作る

3、病気対策、未病対策は皮膚力を高めることなので、ゆっくり時間をかけて新陳代謝を促す

4、美しい肌とは健康で潤いのあることなので、水分を常に保持しながら、笹ムロから出た後のフォローも含めて環境を作る

健康笹ムロにたどり着く

こうした条件を満たす環境にするには次のことが大切になります。

1、笹の遠赤外線エネルギーを活用して、部屋の温度四三度前後、部屋の湿度六五%前後の環境を作ること

2、そのために事前に笹のミネラル豊富な多糖タンパク類群（ＡＨＳＳ）を飲んで身体を活性化してから入室する

3、笹ムロ入室時間は二〇分から四〇分程度で、あまりそれぞれが負荷のかからない時間以内とする

4、静かに横になって、体内にゆっくり熱を蓄熱していき、四三度の熱が体内に満たされ、その後発汗がスムーズに行われたのち退室する

5、ここまでの入室時間は二五分前後が必要

この笹ムロの天井と壁一面には、加工した笹のファイバーが貼ってあります。この笹ファイバーは笹エキス抽出後の残渣です。

といっても、決して廃物利用というわけではありません。腐りやすい成分（アミノ酸、炭水化物、脂質など）を取り除いたあとに残るファイバーは、水を含んでもすこぶる腐りにくく、カビの生えにくい強靭なものです。

しかも、太陽から頂いた遠赤外線の生命を守る波動をしっかりと持っています。この遠赤外線の波動が、摂氏四三度前後の熱を私たちの体内深くに運んでくれるのです。

木製のフロアに横になって一〇数分もすると、体の芯にまで熱が入り込み、汗がじわじわと出てきます。

それからさらに二〇分くらいいすると、びっくりするほどの量の汗が流れ始め、心身ともに生き返ったようなリフレッシュ感を味わえます。老廃物を汗とともに流しだし、代わりに笹エキスの成分が体の隅々にまで浸透していきます。

こうして二回ほど入室すると、血圧も、血流も、痛みも、だるさも、健康を妨げていたたくさんのマイナス要素が驚くほど取り除かれます。そして、笹ムロから出るときには「もう別人のよう」といっても過言ではありません。

例えば、体臭一つにしても、笹ムロのなかで臭いが分解・吸収されるため退室後の体臭はきわめて低いレベルになっています。

笹ムロのなかで体の何が、どのように変化するのか。それを数値的に確認するために札幌市の平田口腔顎顔面外科院長 平田章二先生がデータ分析された結果も出ています。

実験ボランティアの男性六人、女性六人計一二人に協力してもらい、笹ムロに入る前に血液検査をしました。専門的になりますが、とくに注目したのは、免疫細胞のT細胞の表面に見られる分子のCD4、CD8、IL2、ガン細胞を攻撃するNK細胞、それに活性酸素などです。

血液検査のあと一〇〇gの笹エキスを飲んで笹ムロに入ってもらいました。まず三〇分間入室のあと採血をし、もう一度入室のあとまた採血、それから一時間休憩して三回目の採血……という段取りで実験をしました。

その結果、CD4は一回目が三九・五だったものが二回目四二・六に。三回目は四三・六と上がりました。ＩＬ２も同じように高くなりました。

ＮＫ細胞には四種類あって活性の強いもの、中程度のもの、弱いもの、ＮＫ細胞になる前のものがありますが、この四種類のうち中程度のもの、ＮＫ細胞になる前ののものには変化がなく、活性化の強いものほど増え方が大きい、ということも判明しました。

さらに活性酸素にも注目すべき点がありました。

ふつうは摂氏四三度前後のなかにずっといると、時間経過とともにストレスがたまり、それによって活性酸素も増えます。しかし、三〇分の入室後も数値にまったく変化はありませんでした。ストレスがかからないということです。

また白血球は、笹ムロを出たあとすぐに少し高くなります。しかし、一時間ほど経過すると落ち着いてきます。

この現象とリンパ球、好中球の変化について平田先生は、

「これが大事なこと。そのままどんどん高くなると白血病になってしまいます。数値が元に戻ることが重要です。そしてリンパ球、好中球も高くなっている。これは初期の免疫反応を起こしている証拠です」

と解説されています。

これらの実験結果は、平田先生によって日本補完・代替医療学会で発表されました。

免疫化学療法のすばらしい成果

平田口腔顎顔面外科院長・医学博士　平田章二先生

菊地　あらゆる病気は、からだの免疫力が回復することで治っていきますね。だから、平田先生らが進めておられる免疫化学療法はすごく本質的な療法だと思うのですが、なぜこれまで広く行われていなかったのでしょうか。

平田　残念ながら、「ガンには抗ガン剤、放射線」というのが現代医療の常識です。そのため、まず強力な抗ガン剤や放射線治療をして、それで効果がないと「免疫療法でも試してみようか」となる。

しかし、この段階ではもう抗ガン剤などで免疫機能がガタガタにされていますので当然、期待される効果は出ません。それで「やっぱり、免疫療法はダメだ」とされる…。こうして免疫療法はずっと日陰者扱いされてきたんです。

菊地　しかし、平田先生が報告される効果にはいつもびっくりします。最近では、どんな症例がありますか。

平田　大学病院で「手の施しようがない」ということで転院してきた末期の舌ガンの男性（五四歳）が、弱い抗ガン剤と、菊地さんの笹エキス「ＡＨＳＳ」の併用などでかなり回復され、今では社会復帰されています。

また、別の舌ガンの男性（三六歳）も、同じ治療法で三カ月ほどでガンが小さくなり、切除手術も楽に終わって外来で通院されています。

これらの効果も、食事指導やメンタルケア（精神・心理指導）を十分に行ったうえのものですが、ＡＨＳＳによる免疫療法は今後のガン療法に組み込まれる必要があると思います。

菊地　平田先生は、食事や心の持ち方まで視野に入れて患者さんの免疫力向上をめざしておられます。その点から、私どもが北海道赤平市に昨年末に開設した『元気の丘』にも関心を持っていただき、その中心施設の笹ムロで利用実験もされています。笹ムロには、どのような可能性をお感じでしょうか。

平田　正直言って、菊地さんから『元気の丘』の計画をお聞きしたときは「新たな温泉療法かな？」くらいにしか思っていませんでした。

ところが、完成して笹ムロの実験をして、これは温泉療法のレベルではないことがわかりました。

菊地　実験の経緯を簡単にご説明いただけますか。

平田　ボランティアの男女各六人（計一二人）に採血の後、ＡＨＳＳを一グラムずつ飲んでもらって摂氏四〇度の笹ムロに三〇分入ってもらい、出てから採血し、さらに再びＡＨＳＳを一グラムを飲んでもらって一時間後に採血…という方法でデータの変化を調べ、統計学的な比較・検討をしました。

わずか二時間で免疫数値が変わった

その結果、ＣＤ４とＣＤ８（注）などの免疫機能の状態をしめす指標が笹ムロに入るまえより、出た直後と一時間後のほうが有意差をもって変化していることを確認しました。この成果は昨年一一月の日本補完・代替医療学会で発表しました。

菊地　開発者が言うのもおこがましいですが、私も出張から帰ったときなどは会社に設置してある笹ムロに入ります。するとひどい疲労もすぐに取れる。その効果を医学的なデータで示していただいたのは平田先生が最初です。

平田　ふつうの免疫強化剤も一週間くらい飲み続けると数値は上がります。ところが、笹ムロの場合はわずか二時間ほどで数値が変わった。ＡＨＳＳと笹ムロの組み合わせは、免疫療法にも大きな可能性を持っていると思います。

注：ＣＤ４、ＣＤ８＝免疫細胞のＴ細胞の表面にみられる分子で、その量の増減やバランスによって免疫機能の状態がわかる。

一〇年余の笹ムロの活動でしたが、多くの体験談を蓄積できました。

この研究開発はまだ体験できる施設だけで、事業としては十分進んではいません。

皆様への社会貢献はこれからだと自らに叱咤しているところです。

幸いにも、個人や法人からの引き合いもありますので、本格的事業化に向けての計画が進められております。乞うご期待ください。

個人の方々にお届けできる笹ムロも試作中です。

美濃和紙の産地で遠赤外線笹紙、床ずれ対策用笹紙を製造中

先日、生まれて初めて岐阜の和紙の産地に行ってきました。

目的は、以前開発した笹ファイバー製品「森のシンパシー」や「お元気さんパット」を、少しでも多くの皆様に届けるためには、自社での素人まがいの少量製造では無理だとわかったからです。

本格的に笹紙を製造できる会社を探していましたが、なかなか見つからずにいま

した。ところが、なんと全国で一カ所、岐阜県美濃市の「丸重製紙企業組合」で製造できることがわかりました。岐阜までお迎えに来ていただいた車に乗って、山川を随分超えたところに工場はありました。

どうしてあまり便利でないところに工場が？　と伺ったところ、紙も酒と同じ、水が命なのです、との答えで納得しました。

ここで立ち会いのもと、六種類の笹紙を製造していただきました。

1、植物力「森のシンパシー」用の笹紙

2、植物力「お元気さんパット」用、壁紙用の遠赤外線笹紙

3、褥瘡（床ずれ）、傷、火傷、炎症対策用の笹紙

ただ今製品化の準備中です。もうしばらくお待ちください。

「皮膚は第二の脳と言われるように、環境と生体の境を作るだけでなく、表皮からの信号が免疫や神経に関係している。

皮膚は独自に感じ、考え、判断、行動するのです。

生命は海の中で誕生しました。体重の七〇％が水分の人間は、しっかり皮膚で水

の流出を防いでいる。

皮膚の状態の異常は悪性物質ができたりして精神状態にまで影響する。

故に皮膚は外部環境のセンサーであり刺激、温度、痛みなどに応答する。皮膚は脳の機能を担う同じ受容体であると言われる」(『皮膚は考える』傳田光洋著より)

笹の正体は岩盤のミネラル

笹エネルギーのすごさを実感しながら、なぜこの植物は、万能(?)の力を持っているのだろう、その正体には必ず原理、カラクリ、顔があるはずだと思い続けておりました。

その力の源は根と強いファイバーにあります。地上部はそれほど強靭ではないのに根はその数十倍の強さを持ち、果てしなく仲間たちと繋がりながら、共有して生命力を発揮することがわかりました。

ある時、本州のお寺の森で杉林に出会いました。鬱蒼としたその大地には笹が全く自生していませんでした。

地元の方に聞くと、杉を植えて数年で全く笹は消えてしまうとのことでした。

それは自然が不自然に変わった姿と単純に捉えておりましたが、笹の根を思い出してその謎が少しずつ解けていきました。


笹の根は一般の植物のように深く根を伸ばすことはなく、地中二〇～三〇㎝のところで横にどんどん伸びていきます。伸びていく先々に地上茎を作り、太陽のエネルギーを強力に受け止めて、壮大な笹原を形成していきました。

数百メートルも網の目のように張りめぐらされた根から、さらに細い根が地下に伸びて、岩盤を溶解し、たくさんの笹たちと栄養分を共有していたのです。


その最も重要な成分が、多量に含まれているミネラルだとわかりました。宇宙の原点、生命の原点、そこに通ずる元素がミネラルだとすれば、最も地中からミネラルを吸収しやすい形状の根が笹の根だったのです。

最近良く見かける杉や檜ばかりの山や里では、ほとんど太陽光が届かず、笹の根のネットワークも植林された木々に阻まれて、構築できないのでどんどん撤退していったようです。

太陽光線からしっかりと遠赤外線の波動を掴み、強靭なイネ科植物ファイバーとミネラルの共同の力が笹の植物力であることもわかりました。

第6章　植物力の正体

こうして植物力は誕生した

地球が誕生して、生命を持つ星になってどれほど経ったでしょう。

太陽光の紫外線が当たると生命を維持することができずに、幾度も海に逃げ帰った経緯の中で、植物は自らの身体を変化させながら、抗酸化力を身につけ、ついに上陸する力を確保しました。

と同時に、二酸化炭素を取り込んで酸素を放出することにより、太陽から直接侵入してくる紫外線を弱めるオゾン層を作り出してきました。

いまは野山が緑なのは当たり前の風景ですが、全て植物力のお陰です。

生命の誕生から植物たちが生まれ、そして、私たち人間が植物たちの力（抗酸化力）を頂くまでの生命史を自分なりに描いてみました。

深海で生命が誕生する

三五億年も前のことです。海の底深く、奇跡的な条件がととのって最初の生命が生まれました。

その後、生命はどんどん種を多様化させながらも、ずっと海から陸に上がることはできませんでした。

海中は太陽光線を直接に受けなくてすむ環境ですが、陸地は太陽光線がまともに降り注ぎ、その強烈な紫外線などによって一時も生きていける環境ではなかったからです。

オゾン層が形成される

地球環境は自然の激しい猛威にさらされ、さまざまに変化していきました。そのなかで生命にとって決定的な変化が、オゾン層の形成でした。

海中の生命たちがつくったO_2（酸素）が海から空中へ、さらに上層にのぼっていき、地球を包み込むように薄いオゾン層を形成したのです。

オゾン層が太陽からの死の光線を弱めてくれたお陰で、海のなかの植物たちは競って上陸を始めました。しかし、それもまた気の遠くなるほど長い、長い時間をかけた挑戦でした。

抗酸化の力を獲得する

それから植物たちは、さらに約二億年かけて自らのつくる酸素によってさらに強力なオゾン層を形成し、一方で、自らの生命を死の光線から守る力「抗酸化力」をしっかりと身につけました。

地球の空はどんどんと透き通り、生命を活性化させてくれる遠赤外線もたくさん届くようになりました。

こうして茶色に濁っていた地球の表面は、生命の色である緑色にゆっくりと染め抜かれていったのです。

地球に森や草原が広がると、無数の生物たちが生まれました。植物たちが用意した、生命にとって最適の環境のなかで生育し、植物たちがつくってくれた酸素の力によって呼吸し、生物たちは爆発的な繁殖と進化を遂げていきました。

人類が誕生する

そして、五〇〇〇万年前に人類が誕生しました。

人類の起源については今も定まった説はありませんが、「森が人間をつくった」という考え方は共通しているようです。植物たちが用意した森という環境が、人類を生み出す揺りかごになったのです。

国土の七〇%も森林におおわれている日本では、そのありがたみを実感できない人も多いようですが、森林を破壊してしまった欧州では、レジャーの筆頭は「森の散策」だそうです。

森を歩くとなぜか心がやすらぐ。この人類がもつ共通の感覚は、はるか太古の揺りかごの時代を呼び起こされるからではないでしょうか。

原点に立ち戻る

しかし、人類はいつしか「自然は征服すべきもの」という考え方にとりつかれ、欧州に限らず、地球の多くの場所で森は破壊され、砂漠化しています。

この状況に危機感を深め、エコロジー活動が広がり、「生命体としての地球」という原点に立ち戻って考え直す「ガイア」思想も広く受け入れられています。

そして、医療の世界でも今、原点に立ち戻る流れが生まれています。

人工的な医療手法ではなく、植物たちが身につけ、大切に守ってきた「抗酸化力」を頂くことで、その子孫としての人間の健康や病気治療に生かすという考え方の流れです。

このように、数億年の長きにわたって植物は、われわれ人類にいたるまで多くの生物の生きる力に、厳然と寄与してきました。

地球の野山が緑の植物に覆われて、そこには多様な生き物の誕生が繰り返され、どうしたら植物の力を自らに取り入れることができるかという身体づくりが繰り返されてきました。

バクテリアから恐竜まで、植物力が多くの生き物を作り出す原動力になったのはご承知の通りで、それぞれの生き物の原点こそ、植物が作り出した力であったことは言うまでもありません。

植物力とは生命エネルギーの塊

植物力というのはただのデンプン質の塊ではない、生命エネルギーの塊なのです。

そこには岩盤から吸い上げた多くのミネラルが主要な力として働いています。

太陽エネルギーが植物の炭酸同化作用を生み、ミネラルの力を借りて多くの成分が作られ、それが植物力として多くの場面を仕切っています。

このエネルギーをどう取り込むかで、それぞれの生き物の繁栄にもつながっていきました。

多くの生き物たちは、植物力を得るためにどんな環境が適しているか、逆にこの環境での植物力を確保するにはどう変身すべきか。

必然的に生き方の多様性が求められてきたのでしょう。

その結果がたくさんの種、属へとつながっていきました。

「植物力」をとり入れる法

「植物力」とは、本来植物たちが自分を防御するために蓄積してきた炭水化物、タンパク質、脂質などの栄養素はもとより、ビタミンやミネラル、多糖タンパク類群、ポリフェノール類、そして食物繊維などを総称してつけた名称です。

だから人間が分解できる栄養分もありますが、全体的には分解消化に大変難しい栄養分が多く含まれています。

特にビタミン、ミネラル、ポリフェノール、食物繊維などの抗酸化力は、多くのタンパク質と合わさって、人間の自然治癒力に大きく関わっており、人間にとってその生命の力は「植物」から頂くしか方法はないのです。

まだ植物の機能性について、わかっていないものも多いのですが、皆さんがイメージしやすいように、植物の力を総合して「植物力」といたしました。

もちろん、私たちも毎日食事から野菜を通して植物力を頂いている、とのご意見もあるでしょう。

しかし食事としてとっている植物力は、果たして分解消化されて腸管から吸収されているでしょうか。

外からの酸素や紫外線の害から守るために強靭な細胞壁に覆われている植物の構造

多くの生き物の細胞の構造はほとんど同じです。

生き物にとって、酸素や紫外線の猛毒から自分の生命の設計図ＤＮＡを守ることがまず先決でした。

そのため、植物たちは、多様で強靭な植物力を身につけてきました。生命の設計図ＤＮＡは奥深く安全な場所に置かれており、その周りが強靭な細胞壁に覆われて、外からの酸素や紫外線などの害から守っています。

それ故に、細胞壁は頑丈な成分や骨組みで作られているのです。

草食動物の多くは、この細胞壁を分解、消化、吸収できる身体に進化してきましたが、人間のような雑食動物の身体は、この植物力を十分に消化吸収できる構造ではありません。

だからもっと違う工夫で、植物力の分解、消化、吸収を試みてきたのです。植物を食としてきた多くの生き物たちは、植物力を体内に蓄積するため、自らの身体の構造を変えながら、もっとも効率の良い体内の消化と吸収へと進化していきました。

植物力はまさに地球生命の母であり、その力を得るために、それぞれのおかれた環境の中で、生き物たちは自らを進化させて生きてきたのです。

例えば、牛の体の消化吸収構造をみてもわかるでしょう。

たかが草と言いながら、あれだけの多くの胃や腸の消化器と酵素と微生物たちを駆使しながら、植物力を消化吸収しているのです。

いかに植物力を吸収することが大変なことかがわかります。

狩猟民族ゆえに、植物力を消化・吸収する能力が乏しかった日本人

日本人は、縄文時代の長きにわたり狩猟民族でした。

その後に農耕文化が入ってきましたが、栽培して生産力の上がった穀類の多様化した植物力を消化、吸収する能力は乏しかったので、いろいろな工夫をして、少しでも多くの植物力が体内に吸収できるように考えた食生活が続いてきました。

それが発酵であり、煮炊きすることでした。


確かに草食動物たちの分解消化吸収の構造は人間とは全く違い、まさにどんな内容の植物力でも分解吸収する力を持って繁栄しています。

近年、生野菜を食べることがブームになっています。生で野菜を食する利点もありますが、多様な成分として含まれている植物力を、本当に体内で吸収できているかどうか疑問です。

多くの生野菜の植物力は、そのままでは人間はほとんど分解吸収できないようです。

ましてやイネ科植物の大麦若葉など、よほどのテクノロジーでベータグルカンなどを抽出しない限り、害になっても役に立たないのが実態です。

この際もう一度、人間がどれほど植物力を得るための努力をしているのか、そのためどんなテクノロジーを開発してきたのか、考えてみましょう。

沖縄の長寿に結びついていた岩場に生える植物のすごい抗酸化力

日本にも健康で長寿の地域が随所にあります。その中の一つ、沖縄で数年間植物調査をしたことがありました。

地元の人々はどんな方法で植物力を見つけ出し、消化吸収しているのか、長寿の要因を確認しに行ったのです。

地元の人たちが食する動物タンパク質と野菜、とくにどんな野菜かに興味がありました。最も重宝されている植物は、岩場に生えている、苦菜やヨモギ、長命草などでした。

早速採取して分析したところ、毎日潮風にあたり、厳しい紫外線にさらされている植物たちなのに、一般の野菜よりもナトリウムが少なく、その他のミネラルが豊富であることがわかりました。

植物は利口な生き物ですが、陸に上がってからは塩水の中では成長できません。

それでも毎日浴びる潮風の中で生きながら、なんとその耐える力を抗酸化力に変えて、塩水から大切なミネラルだけを体内に吸収していたのです。

このすごい抗酸化植物力が、沖縄の長寿に結びついていました。

そして長い歴史の中で豚肉などと一緒に煮炊きして食していたのでしょう。

しかし現在の沖縄の食生活は、決して長寿につながってはいません。

アメリカナイズされた食文化が日本中に蔓延しているのと同じように、美味しさ中心の食生活に変化していったためか、長寿沖縄のレッテルは剥がれてしまいました。

第7章　食こそ生命の力

日本人は植物力を消化吸収する機能がどんどん低下している

「植物力」は、数億年もの長い年月、植物が海から地上に這い上がり、紫外線などの生命の危険力にさらされながら、自分の生命を防御するために蓄積してきた生命の力です。

その力は、この地球上に多様な生き物の誕生を育んできた力であり、地球の生命力そのものです。

多様な生き物たちはそれぞれの環境の中で、植物力を得るために、自分に合った身体を作り上げ、分解・消化・吸収・代謝を身につけて進化を続けてきました。

それは大いなる変身でした。

そうしないと種の繁栄、継続はできなかったのです。

幸いにして地球上にたくさんある植物力を得るために、多くの生き物たちは、自らが環境に合わせて変身し、消化吸収できる内臓にして、生きる力として蓄え、自らの生命力としてきました。

しかし残念なことに、最近の日本人は、この植物力を消化吸収する機能がどんどん低下しています。

植物力を分解吸収できるイノベーション（技術革新）の向上もなく、美味しさだけを追求しながら、ほんの一〇〇年ほど前から、自然治癒力を退化させる食文化を続けてきました。

その結果、自然界にありえない状態の、病気の蔓延が深刻になってきたのです。どんなに医療が進んでも、国がバックアップしても、病気の増加に追いつく話ではありません。

この状況から脱出するためにどうしたらいいのか、それは現在の食事をいかに変えたらいいのかということです。

そのためには自分のＤＮＡに忠実な食生活が必須なのです。

今も幸いに古来の食文化の一部は残されており、その力が生命を守る原動力になっています。

美味しさを追求するのも食の役割でしょうが、本来は生きる力を頂く食生活が優先されなければならないはずです。

植物力をとり入れてきた縄文時代からの食文化

これからの課題、「植物力」を得るため、毎日の食事の中で、どのように自分の体に吸収させるのか、このことへの挑戦の道のりは、社会的にも大きな意味を持っていると思います。

日本人を作り上げた縄文時代を振り返ってみると、そこは狩猟の世界でした。そして少ない木の実を食しながらの生活が続いてきました。ある時代から農耕文化が入り込んできますが、穀物や野菜の「植物力」を自分の力にするための、分解消化吸収する努力をしてきたのです。

例えば、微生物の力を借りて発酵食品を作る。そして良い発酵を促すため、味噌にも、酒にも、漬物にも笹の防菌力を使いました。

煮炊きする。それでも分解しづらい植物力の場合は、遠赤外線を発する土鍋で焙煎してから煮炊きをするようにしました。

少しでも植物の細胞壁を壊して植物力の分解を高めるために、野菜などは陰干ししてから煮炊きすることもしてきました。

たくさんの工夫がいまも伝承的に使われていますが、しかし生かされているのは全体のほんの少しです。

食の退化、植物力を吸収する力の退化を無視して、美味しい、まずい、乳酸菌がいっぱいなどと競い合っている現在を眺めて、呆れるばかりです。

なぜお茶が重要なのか、なぜ味噌や納豆や漬物は発酵なのか、この問いも重要です。

しっかり大豆たんぱく質や野菜の力を得るために、相性の良い微生物たちの力を借りて分解を促進させたことも知っておく必要があります。

現在は、その何倍もの食材が植物力とは無縁な食材として流通しているのです。

いま、どうやって植物力を分解吸収すればいいのか

かつて日本人は、長い間、ＤＮＡに沿った生活をしてきました。

やがて経済活動が盛んになり、豊かになったことによる恩恵が、逆に偏った食の弊害にもなりました。

美味しさを求めることも結構ですが、合わせて植物力を頂く努力が必要だったのです。

経済活動が活発になると、そこには企業側の論理が動き出します。

多くの人が要求する、「もっと美味しく」「もっと柔らかく」が、どんどんエスカレートしていきました。

そして誰も健康には責任を持たない食文化ができ上がったのです。

穀物、玄米を多く食べると消化できず、下痢になる現象も、その表れです。

今、どうやって、植物力を分解吸収すればいいのか。

この解決策が本書の命題であり、最も重要な要素です。

日本人のＤＮＡに刻まれた食のあり方を確認する

現在は植物力とは無縁の多量の食材が流通しています。

そして、大変嘆かわしいことに、現在の食事そのものが多くの病気を作り出す主な原因だといわれています。

病院へ行くと、医薬品という対症療法で、さらに新しい病気が作られていくことも知らされました。

病院の治療を批判するつもりはありませんが、どうすればこの病気だらけの世界から抜け出し、自分の強い生命力で防御していくのかを考えていかなければなりません。

日本人の食生活をどのように変化させていくことが重要なのでしょうか。

「食は薬」であることを認識し、食文化を今一度、構築する必要があることに気づいていただきたいのです。

こうした研究開発、試行錯誤の繰り返しの中でクマイ笹に関わってつかんだ「植物力」の大切さに基づいて私が言い続けていることは、当たり前で、当然すぎることがほとんどです。

多くの人は毎日の食事のちょっとした工夫で、相当量、健康を回復することができるはずです。

日本人のＤＮＡに刻まれた食のあり方を確認し、消化吸収できる形状にして食する。このことにより、我が身に備わった自然治癒力を、本来の強さに高め、ガンをはじめ多くの病気の引き金になっている活性酸素を除去したり、フラボノイドで血管を丈夫にし血流を良くしたりすることが、何よりも急務だと思いました。

同時に、健全な食材の供給意識が必要です。

コンビニをのぞいても、美味しそうな商品ばかりですが、機能性の高い食品はあまり見当たりません。

せめて「植物力コーナー」ができるような世の中にしたいものです。

食は薬である

多くの生き物たちは、それぞれの種の中で様々に進化して生き延びてきました。
そこには植物力を、自分の力にできる体作りの進化があったのです。

前田浩先生の提唱する「野菜スープ」は、植物の構造を把握しているからこそ、より効率的に植物から成分を分解吸収するために、まず煮沸して、養分の流れ出たスープと、煮沸された柔らかい野菜を両方食することが重要だと言われています。
これらのことがしっかり理解できないかぎり、人類の食から、病弱な肥満体は生まれても、病気に打ち勝つ生命力はどんどん失われていってしまうでしょう。

食こそが生命を守る力であり、薬なのです。
その最高の薬が、幸いに食卓の上に毎日置かれているのです。
ただし植物力を分解することが条件です。

食材も豊富にあります。色々工夫していただき、植物力を自分のものにしてください。そうすれば、健康食品や医薬品にあまり頼らない生活になるでしょう。

私が試みた、クマイ笹の分解消化吸収や、その他の提案を参考にして頂き、食生活の向上につながることを願っています。

健康であるための三条件

健康であるための基本的三条件を書きました。
1、良い食べ物を摂取する
2、しっかり排泄する
3、熟睡し、安眠を得る

1、良い食べ物を摂取する
植物力をしっかり摂取することが第一です。腸内環境を整えて、新陳代謝を進めながらよく排泄し、しっかり眠ることです。日中活動している以上に睡眠時は体も脳も活発に活動しています。

生命を自然に還す、という視点で食べ物を捉え直してみると、食べ物に対してまた少し違ったイメージが湧いてくるはずです。

食物のほとんどは生命活動をしている大自然の生物そのものです。お米や野菜なども、もちろん太陽エネルギーの化身であり、植物しかできない光合成という作業によって有機化合物が作りだされ、その化合物の中には栄養素はもちろんのこと、大切な機能性がいっぱいの植物力が蓄積されているのです。

私たち人間は、その植物力を頂くことでエネルギーを得て生命活動をしています。つまり太陽エネルギーを食べて、運動エネルギーに変換したものを環境に還元しているのです。この意味で食べることは「生命を自然に還す」行為でもあるのです。

美味しいもので舌を満足させ、たくさん食べてお腹を満足させる。

しかし食とは、心と肉体を自然に還すためにあるのです。

その原点を忘れて、美味しい、まずい、美容に、とそんな視点で食べ物を摂取しているとしたら、その人の健康が損なわれていっても仕方ないことなのでしょう。

野生の動物は病気になっても自分で治す方法を本能的に知っています。

体調が悪いときには何を食べるといいか、傷を癒すにはどんな薬草がいいか、自然の中で生き抜いている生命は、自らを保持するための方法を本能的に知っているのです。

これらの野生の動物と比べて「病気になったら病院へ」という現代人の姿は頼りないものに見えます。

食べることを通じて、機能性を頂くこと、植物力を頂くことを通じて、もう一度生命体としての原点に戻ってみましょう。

2、しっかり排泄する

オシッコ、ウンチなど身体から排泄されるものは様々です。

ウンチの中身を見てみても食べ物のカスは半分程度ですが、後の半分近くは自分の細胞や腸内細菌の死骸がほとんどです。

それは私たちの生命を維持するために働いてくれた、食道から肛門までの長い管の細胞の死骸であり、六〇兆もの細胞の新陳代謝の結果であり、食べ物を分解してくれる腸内細菌の死骸です。

このことを知るとウンチを見る目も変わります。感謝いっぱいです。

ウンチに比べオシッコは、つい先ほどまで血液の一部だったという感覚もあるのか、ぐっと親しみを覚えます。

生命が奇跡的に誕生したとしても、その材料は太陽エネルギーとミネラルと炭酸ガスと水だけです。しかしそれを吸収できても排泄機能がなければ生命誕生には至りません。

それから数十億年の間に、進化した機能を持った生物が数多く誕生しました。

しかしどんなに進化しても、生命は排泄機能を持つことが絶対条件であることには変わりありません。

こうして腸内環境を整えて微生物の力を借りて、良いウンチ、オシッコを排泄することが、健康に生きる基本だったのです。

３、熟睡し、安眠を得る

生き物の多くの身体は眠ることによって、修復、回復されて生かされています。

寝不足の原因は様々ですが、ストレスを溜めたり、思考の傾向が否定的だったり、食べ物が偏っていたりすると、てきめんに現象が現れます。

昔から悟りを求めて修行する僧侶は、笹の若葉の芯を口に入れたり、お茶を飲むことによって心身の落ち着きを取り戻したと伝えられています。

私は特に睡眠を重視してきました。

もちろん、眠ることは心身を休めることだと言います。

でもそればかりではありません。混沌の中で生きるための明日の準備を整えるために眠るのです。

どんな作戦で、どんな判断力を持って、大切な明日を生きるかが、眠りに託されているのです。

起きて活動しているときよりも、眠っているときにきっと心身は強烈にフル回転しているでしょう。

睡眠不足は、自分を生かすことができません。だから、妙にこだわったり、欲張ったりの言動が多くなってしまいます。

スッキリと目覚めた朝は、昨日のストレスや判断ミスは修正されています。

第8章　日本の食の実態

精白、精製されて肝心な植物力を除いてしまっている

日本の食の全体を見渡して感じるのは、どうして肝心な栄養分、植物力を捨ててしまって、カスばかりを食品として食べているかということです。

お米も麦も穀類も、ほとんど精白されて、炭水化物（糖質）だけを残して、あとは未利用なのです、残念なことです。

精白されて捨てられた部分にこそ、すごい植物力がたくさんあるのに、です。

どれだけ美味しいご飯を炊くか、どんな炊飯器がいいかを競っていますが、どれだけ植物力を分解した美味しい玄米を炊くことができるか、ここが重要なのです。

時間をかけて蒸し上げる、少し圧の高い圧力鍋でじっくり炊く、遠赤外線で焙煎した米や麦を炊飯器に入れるなど、方法はいくらでもあります。

最初から玄米が無理であれば、四分つきとか六分つきでもいいでしょう。

植物力を美味しく分解するための炊飯器を作ればいいのです。

主食をもっと健康食として、安心して美味しく食べられる工夫が必要です。

さらに現在流通している食用油は、どれも綺麗な色で油っこい違和感がありません。サラサラのものが多いのです。

これも精製という名のもとに、肝心な植物力を除いてしまった結果の美味しさです。

もっともっと国産の色々な食用油の植物力が、健康に寄与するような食品として、市場に出回ることを期待しています。

病気と引き換えるかのように、糖質の多い食品が蔓延しています。

だから何が本物か区別がつかないのです

こうして植物力が除かれたカスばかりが製品化され、それらの食品が世の中を席巻しているのです。

健康産業の実態

日本中を見ても、多くの食に関わる人々、企業がありますが、この生命を守るために、どれほどの有効な食材が用意され、活用されているでしょうか。

健康のために「植物力」を意識して製造している企業が、どれだけあるでしょうか。

長寿になったと喜んでいる現在の高齢者は、若い頃蓄積してきた治癒力がなせる結果です。

警告として、現在の食や生活の延長線上では、何人も将来の健康を保証されるものではありません。

今までも、医師、栄養士などそれぞれの専門家が食生活ではたくさんの警鐘を鳴らしてきました。中には本当に心配しての警鐘もありますが、ほとんどは、責任のない細切れな情報発信、言動が多いのです。

その結果、病気蔓延社会はいっこうに改善されないまま、病院は大きくなり、いたるところに林立し、医師不足が叫ばれており、膨大な医療費で国の経済が窮地に追い込まれ、国民は大きな負担を強いられる結果になってしまいます。

私は四〇年ほど前から、クマイ笹が蓄積してきたすごい生命の力、「植物力」を、雑食動物である人間が、分解、消化、吸収できて、安全な機能性をもった状態にするには、どう抽出したらベストなのか、研究してきました。

その経緯の中で、あまりにも間違いだらけの食文化を謳歌している現実に気づかされました。

糖質コントロールが優先

今の世の中、ほとんどの人は、いつでもどこでも美味しいものでお腹をいっぱいにしています。

しかしその食文化の拡大は、人間の最もセーブしにくい「糖質」という栄養素が、あらゆるものに形を変えて入り込み、美味しさを盛り上げているのです。

そしてこれほど進化したと思われていた人類が、一口で言うと「生活習慣病」という「大きな深い落とし穴」に落ちこんでしまっています。

それが病気蔓延の主な原因でもあります。

これまでの食文化、食生活、生活習慣を完全に見直さなければなりません。その第一が何といっても、この糖質のコントロールです。

私たちの生活に必要なエネルギーで、どれほどの糖質が必要でしょうか。

実態はとても過剰すぎて、病気蔓延の手伝いをしている状態です。

まず最悪なのは主食であるお米、小麦です。

完全に精米、精麦されて、糖質の塊です。

確かに美味しいですが、これが食べ物と言えるでしょうか。

ほとんどの植物力を取り除いてデンプンだけの食べ物です。

玄米の植物力をどう分解できるのか、そんな発想は現在はほとんど無いようです。

パンにしても、うどんにしても、小麦のふすまに含まれている植物力を還元することで本物の食材に生まれ変わるのですが、その工夫は見られません。

日本人の主食が大きく減少したのは、食べ過ぎると病気に直結することがわかったからです。

それは元来のコメや麦が悪いという話ではありません、植物力のない主食にしてしまった、ということです。

カスとして捨てられている植物力の成分を取り戻す

必要なことは、捨てている植物力の成分を食へ回収することです。

膨大な数量の食材の植物力が活用されず、捨てられているのです。

なんと食の一番大切な植物力が食品のカスとして、残渣として、取り除かれていることでしょうか。

この植物力を食生活に取り戻さなければなりません。

植物力の分解吸収のテクノロジーをいかに高めるかです。

せめて百年前の日本人が身体に持っていた分解酵素や咀嚼力を、テクノロジーで補うことです。

特別なテクノロジーはいりません。

現在の食品業界の持っているテクノロジーで、十分取り戻すことができます。ただその気があるかどうかにかかっています。

圧力釜の活用で効果的に植物力を分解吸収できる

最も有効なのは身近な圧力釜だと思います。

多くのご家庭で十分活用されていない、こんなに凄いテクノロジーが目の前にあるのです。

いつでもどこでも手に入るテクノロジーです。

主食から副食まで、圧力釜の活用で、今までの料理よりは効果的に植物力を分解吸収できます。

野菜は水洗いしたまま細断して煮込みます。根菜などはまったく皮をむかずにじっくり煮込みます。

もう一つ有効だと思われるのがマイクロウエーブ、電子レンジです。どの家庭にもあり、毎日温めものや料理に活用されていると思います。

この機能は、短時間で食物の内部まで熱が通る優れものです。

調理用のレンジは多様性があり便利なのですが、高温に対処できるが故に、酸化が進み、植物力が弱まります。植物力をどこまで分解し体内に吸収できるか、他の栄養素を損なっていないかのエビデンスがあまりありません。

この研究データが必要です。

これからはただ調理器として利用することを超えて、圧力釜やレンジによる力で、植物力を分解する、そんな使い方ができる指針があるとありがたいです。


一般に出回っているレトルト食品もありますが、食材を柔らかくすることはいいのですが、肝心な栄養を失ったりバランスが崩れてしまってはダメなのです。

遠赤外線焙煎も植物力を分解するテクノロジーとしてはとても有効です。

私も植物力を分解するために、遠赤外線の焙煎の利用で特許を取得しましたが、この方法も非常に有効であり、大いに活用したいものです。

慣れ親しんだ嗜好性の変化も必要でしょう。そのためには本来の食材の味覚を取り戻すことも必要です。

砂糖やグルタミン酸での味付けもいいですが、それぞれの食材の美味しさを追求したいものです。

そしてもっともっと食生活が自分の生命を守り、自然治癒力を高め、元気回復の力になることを確認することです。

時々お目にかかる全粒パンもまだまだ不完全です。ただ粉末にしただけで、植物力が吸収されやすくなっていないのです。

また全粒粉でできたうどんやラーメンなどはほとんど見当たりません。

もし、そのままで不都合な食材であれば、テクノロジーで一工夫加えることです。

こう考えると、健康な食文化には可能性がたくさんあります。

本物の食を提供してくれる企業が、今やどうしても必要なのです。

生野菜ではほとんど栄養が吸収されない

見た目と美味しさとを追求してきた食品は、栄養というレッテルのもとで、本来の生命を守る役割を放棄してしまったのです。

幸いにも肉や卵や魚などのたんぱく資源は、動物たちの力で一度植物力を体内に蓄積してくれているので、全体的に機能性食品として栄養分が豊富であり、分解もできますが、一番重要な主食があまりにもお粗末であり、主食の役割を果たせなくなっているのが現実です。

最近、野菜不足が叫ばれ、その代替品のように野菜の青汁などがたくさんの種類販売されています。

説明するまでもなく、どんなに栄養価が高くても、イネ科植物はテクノロジーで分解しない限り、人によってはただの異物です。

ここまで日本人の食文化は堕ちたのか、ここまで商魂たくましく食を人質にして商売するのか、そんな思いです。

元来、野菜といわれるものの中には、ほとんど生で食することが適さないものが多く、ゆえに中国料理など、食材の力を大切に扱う方法として、野菜に火を通す文化が続いてきました。

確かに生野菜の持っているビタミンや酵素など有用な栄養が作用するものもあります。しかし表示されている栄養のほとんどは、充分吸収されずに排出される運命にあるようです。

『野菜はガンに有効か』の前田浩先生の著書にも書かれている通り、生野菜ではほとんど栄養が体内に吸収されないため、一〇〇度の湯を通して細胞壁を壊さないと本来の栄養が出てこないことが詳しく書かれています。

非常識が常識のように勘違いされ、上手い宣伝が覆いかぶさり、疑う余地もなくなり、不幸にも病気を増やしている現状です。

今こそ根本的に日本人の食の意識を変革しましょう。それは難しいことではないのです。

テクノロジーが加わって初めて本来の食品となる

1、今までカスとして捨てていた植物力を集め、できるだけテクノロジーを駆使して、我が生命の力に変えることのできる食品作りの再開発が必要。

2、ただの美味しさの追求は健康を害し、病気を作ってしまう原因にもなります。このことを自覚し、本当に美味しい機能性たっぷりの食事を作る意識が必要。

3、食の役割を見直すこと、食欲、栄養、機能性（生命力を創る）、安全性の四つが機能して初めて食品なのです。

どれが欠けても食品ではないくらいの認識が必要です。

機能性の多くは、食品をただ食しただけでは分解吸収することができません。

ここに大事な食品の食べ合わせや分解消化というテクノロジーが加わって初めて本来の食品となるのです。

4、医食同源という言葉があり、まさに食は薬なのです。病気の原因はストレス、老化などいろいろありますが、主として食の場合、調理の本質を追求することをしなくなったからです。

本来、食は医薬品より先にあり、私たちの生命を守っていたものです。

そんなことを思いながら、クマイ笹の研究開発を進めてきました。幸い多くの先生方のエビデンス（証明）が私を支えてくれました。

特に自然の野草や薬草が、適切なテクノロジーを持つことによって、いかにすごい力を発揮するのかも確認してきました。

第二章で説明しましたが、私が試みた循環多段式加圧抽出法も、クマイ笹の植物力を、分解抽出するためのテクノロジーでした。

第9章

「植物力」を体内で吸収される形にすることから健康社会は始まる

霊芝からの抽出の差は製薬会社の数十倍から数百倍

弊社の特許に興味を持ってくれた会社が横浜にありました。

そこは上薬と位置づけられているキノコの霊芝から、ベータグルカン機能性を取り出している上薬研究所という会社でした。

さっそく弊社の抽出法とは何かを説明に行きました。

「何回か成分をこわさないように圧を変えて抽出する。そうすると五〇％近くのベータグルカンを抽出することができる」と話しました。

社長さんは、「私たちもある製薬会社の技術を通して霊芝の熱水抽出をしているが、三％とか五％の成分しか固形分として抽出できないのが実態だ。どう考えてもその四〇％を超えるベータグルカンが抽出できるわけがない。

もしかして、固形分が多いのは、グルカンではなくゴミのような機能性、抗酸化力のない成分が大部分ではないのか」と言ってゆずりません。

厳しい水掛け論が続きましたが、立ち会ってくれたバイオス医科学研究所の三木敬三郎先生からの発案で双方了解することにしました。

その発案とは

「実際に一定の霊芝を抽出し、抗酸化力分析を進める。

もしコスモバイオス（私の会社）の言うような効率の良いデータが出なければ、分析料金はお支払いして頂くが、お話のような良い結果が出た場合、今までの依頼していた製薬会社をはるかに超えるデータが出た場合は、確認の分析費用を上薬研究所が支払うこととし、これからの仕事もコスモバイオスにお任せする」

ということでの結論になりました。

ありがたいことに三木先生の分析結果はすこぶる高濃度の植物力、いわゆるベータ-グルカンが抽出されていて、その差は製薬会社の数十倍から数百倍の分析結果を確認することができました。

以降この会社からの抽出依頼は現在も続いております。

この方法は、きのこや植物の成分を通常の何十倍も抽出できる

バイオス医科学研究所所長　三木敬三郎先生

菊地　日本でも健康食品に対する関心が急速に高まっていますが、これは世界的な傾向なのでしょうか。

三木　米国の科学雑誌『サイエンス』が最近、「アメリカ人は神も共産主義者も恐れないが、ただ肥満だけは恐れている」という特集を組んでいました。これほどに米国では健康問題は今や、宗教や外交、国内政治などよりも深刻だという認識が広まっています。そのため、国をあげて健康食品の研究開発に膨大な資金をつぎ込んでいるのが現状です。

菊地　日本でも健康食品に関心が高まっているとはいえ、まだまだ「薬品ほど効き目がなく、あまり信頼できないもの」というイメージが一般的です。現代医療の先進国である米国が、なぜそれほど健康食品の研究開発に力を入れているのですか。

三木　医療先進国だからこそ、薬物療法を中心とした現代医学の限界に早く気づき、このままではだめだ、ということで対策に追われているわけです。

よく知られたことですが、ガン治療で一般的に使われる抗ガン剤はガン細胞を弱らせることはできますが、同時に正常な細胞に致命的なダメージを与えることが少なくありません。

専門的には、サイトトキシシティ（ｃｙｔｏｔｏｘｉｃｉｔｙ＝細胞毒性）というのですが、これをもつ薬物は正常な治療効果を望めません。

そこで、安全性の高い「食品」で健康をつくり、病気を治していこうという考えで食生活の改善や健康食品に熱い視線が向けられているんです。

菊地　しかし、一口に「健康食品」と言っても、玉石混交です。

むしろ、私の実感ではほとんどが〝石〟の部類で、本当に信頼できる〝玉〟のような健康食品はわずかしかありません。

その点で、三木先生が私どもの健康食品に関心を持たれた一番の理由は何でしょうか。

三木　私の専門は生物化学で、これまで二〇年にわたって自然物から人間に有効な成分を抽出する方法を研究してきました。そして、健康食品の一つである霊芝（れいし）の研究をしているとき、菊地さんの循環多段式加圧抽出法に出会ったわけです。あのときの衝撃は一生忘れられないでしょうね。

まずラットに、菊地さんのキノコエキスを少し混ぜたエサと、ふつうのエサを与えました。すると、すべてのラットが菊地さんのエキス入りのエサのほうに群がった。

ＮＫ細胞の増え方がふつうじゃない！

不思議に思って一週間後にラットのＮＫ細胞を調べたら、なんとふつうの二・五倍〜三倍も増えていた。

動物は自分のからだにいいものを本能的に知っているとよく言われますが、それにしてもＮＫ細胞の増え方がふつうじゃない。最初は「データが間違っているのでは？」とスタッフみんな信じられない思いでした。

菊地　私も、三木先生から報告をいただいてびっくりしました。私どもの抽出法による各種の有効性が信じられない思いでした。

成分が多量に抽出できることはすでに実証済みでしたが、抽出した成分の有効性が厳密な科学的データとして示されたのは、三木先生のご研究が最初です。


三木　私も仕事柄、これまでさまざまな抽出法を使って有効成分の抽出を試みてきました。

しかし、正直言って、心底から「これだ！」と言えるものには出会えなかった。しかし、菊地さんの抽出法には、ほかのものにはない確信のようなものを感じています。

まず、菊地さんの抽出法はキノコや植物の成分を通常の何十倍も抽出できる。成分の絶対量がこれほど多いというのが、なにより驚異的です。

それから、前回の近藤先生との対談でお話があった通り、この抽出法から生まれたＡＨＳＳは強力な殺菌力をもっている。私の二〇年の研究のなかでこのようなものに出会った経験はなく、興奮して夜も寝ないで論文の執筆を急いでいるところです。

菊地　画期的な論文とのことですので、楽しみにしています。
三木　サイエンスとして健康食品を研究し、きちんとしたデータを示すことが私たちの使命ですから、がんばりますよ。

蕎麦《そば》ルチンのある場所は実ではなく皮

コンビニ大手の会社役員が末期ガンになったとき、関係会社の紹介で、弊社の笹抽出エキスを飲むことになりました。

それから数カ月後、元気回復の知らせが入り「ぜひお礼を言いたいのでお会いしたい」とのことでした。

全国に張り巡らされたコンビニには、多くの食品企業も参画して商品を納めているのです。

そこで私は二つのことをお話ししました。まず、添加物を極力少なくした食品作りのお願いと、どんどん減少していく食品の植物力を高めて欲しいということでした。

その役員は、「私は経営を担当しているが、食品製造には疎《うと》いので」と食品製造先へ案内してくれました。それはまさに軍艦のような大きなビルをもつ、テレビコマーシャルでよく見かける企業でした。

私の会社は蕎麦《そば》の産地北海道幌加内町にありましたので、勢い蕎麦の話になりました。

担当役員は「いま私どもは、韃靼《だったん》蕎麦と日本蕎麦をブレンドしたルチンの多い麺を発売する予定です」と、蕎麦がいかに機能性に富んだ食品であるかを力説していました。

聞きながら思いました。

こんな食の専門の方々でも、この程度のことしか理解できていないで食品製造しているのかと、そして申し訳ないのですが、がっかりしました。

蕎麦という生き物は、ルチン成分を植物力として作り上げて成長していますが、蕎麦粉になる実に蓄積されているルチンは、ほんの微々たるものなのです。

ルチンは実ではなく、実をつつんでいる皮にほとんど含まれています。

蕎麦粉に、何倍もの小麦粉を混ぜて薄められた蕎麦麺は、湯がくとき、少ししかないルチンがお湯の中に消えていきます。ですから「蕎麦湯」があるのですが。

こんなカスのような蕎麦の中に、生きる力、ルチンがどれほど入っているでしょう。

それでも、韃靼蕎麦とかルチンとか、売るためにはいろいろ説明はつくようです。


思い切って申し上げました。

「本当に蕎麦を食べて不老長寿の植物力を得るためには、ルチンは蕎麦の生育中の葉や茎にこそ何百倍も含まれているのですから、そうしたルチンを加えて、本物のそばを提供してはいかがですか」

担当役員は怪訝そうな顔をしていましたので、私は早速その場で会社に連絡して、研究資料の中にある蕎麦の生育のいつ、どこに、たくさんのルチンが蓄積されているかのデータを提供いたしました。

役に立ったかどうか、経済活動で美味しいもの作りが優先されたかどうかはわかりませんが、自社では今でもルチンいっぱい、植物力いっぱいの蕎麦をお客様に提供し続けています。

「あんこを漉《こ》した豆の皮は捨てています」

京都周辺には文化を添えた美味しいお菓子が数多くあります。

この老舗お菓子会社の芝田社長とも、御縁がある方からの紹介でお会いしました。

「私共は菓子の元となる梅やアンズの木を数千本、琵琶湖の縁で育てながら、菓子作りをしております。

もちろん小豆や豆の産地は北海道です」

いいことずくめのお話でした。

私は、ちょっと意地悪な質問をしたくなりました。

植物が健全であるためには植物自体の生きる力が重要です。そのためには根、幹、枝、葉が健康で初めて素晴らしい植物力の蓄積された実が成ります。

その大切な梅やアンズの葉っぱをここに描いてくれますか？

あんを漉した豆の皮はどうしてますか、捨てていますか？

突然の質問にびっくりしたようです。

どこを見て菓子を作っているのか、お菓子の役割は何なのか。
どんどん華美になっていくパッケージ、美味しさばかりが強調される菓子。
本来の菓子をつくる前提として、植物力をどうしたいのかという課題があります。

豆皮のカスは、何と豆全体の八〇％近くもの植物力を持っているのに、たった二〇％程度のあんこを砂糖でくるめて、これこそ良質な小豆だと売られている現実。
もし、カスの中に含有されている圧倒的な植物力を取り出して、お菓子の栄養に戻してあげたとすれば、味覚も栄養も、何倍ものお菓子の力となることでしょう。

そのためにどうしたらいいのか、芝田社長は聞いてきました。
数気圧の圧力釜を導入して、豆の皮を圧力で分解して植物力を取り出すことを伝えました。

早速、一連の機械が設置されたとの話を伝え聞いて、とても嬉しかったです。

でも、ほとんどの菓子は栄養のつまみ食いであり「美味しい」の陰で多くの生活習慣病の元になっていることには変わりはありません。

野菜類を陰干しすると植物力は数倍

野菜類の植物力は素晴らしいものがあります。しかし美味しいとかまずいとかを超えて、植物力を頂くには、いまのように生で食することでは、ほとんど分解吸収されないのが現実です。

もちろん生で食することのできるような柔らかい野菜やハーブのような用途で少量食することはいいのですが、生野菜で大量に食することは、害があってもほとんど植物力を得ることができません。

自社製品開発として大根の葉、ニンジンの葉、シソの葉をゆっくり陰干ししてからエキスを抽出してみました。

その中に含まれていた植物力はただ煮沸した野菜の数倍の力がありました。すごいことです。

しかし、もう少しこの方向を進めてみると、たくさんのアイデアが浮かんできます。ポイントは植物の細胞壁をもっと強烈に壊し、体内に分解し吸収しやすくすることです。

その一つが、昔から行われてきた野菜を陰干ししてから煮沸する方法でした。こうすることにより、ただ煮沸した以上に植物力が高まるのです。

二つ目は一〇〇度を超えた加圧で煮沸することです。前にもお話しした通り圧力鍋を使うのです。

全く違う植物力の食感に驚きます。そして元気回復が実感できます。

免疫力を高めて病気を防ぎたいのなら、ただの煮沸でもその効果はありますが、もし病気回復のための免疫力を求めるのであれば、ぜひこの二つの方法を駆使して、植物力を得てください。

きっとそのすごさを実感できるでしょう。

私の循環多段式加圧抽出法の食への応用はどんどん広がっていきました。まだまだたくさんの試みをし続けています。

効いた、治った、驚いたの体験談がテレビにまで入り込んできて、多くの消費者は、何をどのように選択したら良いのかわからないかと思います。

お金だけでなく、健康食品によって健康まで害する商品がたくさん出回っていることも確かです。

健康食品、機能性食品といわれる中でも、いつもの食事で吸収できる栄養はたくさんあります。単なる栄養補助食品や総合ビタミン類などはかえって心身のバランスを崩す原因にもなります。お気をつけください。

また、この商品はあの商品より優れている、と競争・批判している商品も多いのですが、例えばバラと菊とチューリップ、どっちが綺麗などと比べるでしょうか。

それと同じように植物たちもキノコたちも、それぞれの防御の力を身につけて生きています。だからどちらが優れているなどと比較できるものではないのです。

弊社にもたくさんのキノコの抽出依頼がきます。

椎茸、舞茸、霊芝、アガリクス、カバノアナタケ、冬虫夏草、それぞれ同じキノコ類でも育つ環境、生き方が違うのです。

ですから中の植物力もいろいろな成分で成り立っています。

それなのに、霊芝より、アガリクスがいいなどというデタラメな商法がまかり通ってしまうのです、

弊社に数種類のキノコの植物力を合わせた「ハイブリッドグルカン」という製品があります。

それぞれの植物力を結集させた製品です。

フラボノイドだ、カテキンだグルカンだと、比較して売りつける会社は危ないと警戒したほうが良さそうです。

もちろん、安全性の証明がしっかりついていることが何よりの条件です。

毎日の食の中にこそ、生命を支えてくれる力がある

何度も書きますが、人間が健康で生きるための植物力はほとんど顧みられず、多くはカスとして、あるものは食材の残渣として捨てられているのが現実です。有効活用されていません。

なんと、この有効利用されていない成分中にこそ価値がある。その認識を強く持つと、もう油を精製して綺麗にしたり、砂糖を白くしたり、米・麦を過度に精白することはなくなっていくでしょう。

今、必要とする植物力は捨てられたままです。あるいは活用されず野山に眠っています。

半病人状態のような日本人が、本当の体力を増強し、自らの自然治癒力で自らの命を守ること、この当たり前のことのために、植物力は有効です。

現在の食文化が、病気を作っていることを認識することが重要です。

そしてケミカルな医薬品や危ない健康食品を避け、毎日食べる食品の中に分解消化のできる植物力を添えて食事を摂ることです。

もう一度言います。毎日の食の中にこそ、必ずこの生命を支えてくれる力、植物力があるはずです。

その力を体内で吸収される形にすること、そこから健康社会は始まります。

第10章

自分の健康を自分で管理する「セルフケア」の時代

西洋医学、伝統医療、漢方の枠を超えたネットづくりを

東京大学名誉教授／日本代替・相補・伝統医療連絡会議理事長　渥美和彦先生

菊地　「機能性食品と医療との橋渡しをしたい」という思いで構想を練ってきた組織づくりがやっとバイオメディカル研究所（株）というかたちで実現しました。渥美先生からも多くのご教示をいただきました。改めてお礼申し上げます。

渥美　菊地さんの研究所でこれからどんなことに取り組んでいかれるのか、教えてください。

菊地　渥美先生のＪＡＣＴが推進している医療改革に私も深く共感して、機能性（健康）食品のメーカーとしての役割を模索してきました。

そのなかで医師や漢方医、薬剤師など多くの先生方にお会いしてきて痛感したのが、「西洋医学とか漢方という枠組みを超えたネットワークづくりが必要だ」ということでした。バイオメディカル研究所がその第一歩になれば、

と思っています。

渥美　とても重要なことですね。

これまで西洋医学はずっと病気を治すことを目的として進歩してきました。その背景にあったのが客観性と、誰にでも当てはまる普遍性と、何度でも同じ現象を確認できる再現性を軸にした近代科学でした。

ところが、その限界がはっきりと見えてきた。タバコと肺ガンの関係でいえば、ヘビースモーカーの三〇％は肺ガンになる、という統計は確かにある。しかし、ヘビースモーカーでも肺ガンに罹らない人はたくさんいるし、タバコを一本も吸わないのに肺ガンになる人もいる。

普遍性や再現性といった統計的なものさしでは対処できない〝個性〟の重要さが医療のなかではっきり認識されるようになったのが現代です。

菊地　それに対して、一人ひとりの体質に合った治療をめざしてきたのが漢方ですが、こちらのほうも行き詰まっている。既成の考え方に縛られて、とても西洋医学の〝代替〟にはなれない、と私は感じています。

渥美　まさに、そこで統合医療が登場したわけです。

代替医療というと、すぐに「鍼灸《しんきゅう》だ」「ハーブだ」と個別の伝統療法がクローズアップされますが、現代の医療改革の底流には「西洋と東洋の文化統合」という大きな歴史の流れがあることを忘れてはなりません。

医療の考え方そのものが歴史的な転換期を迎えているわけです。西洋がいい、東洋がいい…といった議論をしている時代ではありません。

菊地　具体的には、医療の考え方がどのように変わっていくと、先生はお考えですか。

米国の有名大学で進む統合医療研究

渥美　それは多くの側面がありますが、まず、これまで病気治しだけを目的にしてきた医療の分野が大きく広がらなくてはなりません。

健康の維持から、予防のあり方、リハビリ、老化…さらにいえば、「出生の医療」から「死の医療」まで、人間の生命を包括的に視野に入れた医療が必要になります。

その基本には当然、自分の健康や生命を医者任せにせず、自分で管理するという「セルフケア」の考え方が前提になるでしょう。その分野で、菊地さんのバイオメディカル研究所のお仕事が生きてくるというわけです。

菊地　先生のお話をうかがっていると、いつも自分の仕事の意味や使命が鮮明になり、意欲が湧いてきます。

渥美　医療革命の先端を走っている米国では、ハーバード大をはじめとする有力大学に次々と代替医療学科が生まれ、専門の研究所も多くの大学につくられてきました。

医療変革はものすごい勢いで進んでいます。私たちも連携しながら、がんばっていきましょう。

元日本統合医療学会理事長の渥美和彦ドクターが本を出版されています。『医者の世話にならない生きかた』です。

目次だけ拾っても、とても面白く、よくぞここまでと思う内容です。

第一章　なぜ病院に行っても治らないのか

- 人の体は内臓まで個性がある
- 「同じ病状」というものは、存在しない
- 「万人に効く治療法」も、存在しない
- 「病気を治す」と「体を治す」は、似て非なるもの
- 「患者を救う」よりも「病気を治す」を優先する医療
- 体全体を見る医者がいなくなった理由
- 「病院へ行くと、病気になる」は本当か

第五章　「病気は治らないもの」と心得る

- 「病気が治る」とはどういうことか
- 「治ったら運が良かった」と考える
- 老化という「病気」に効く薬はない
- アンチエイジングの思考では幸せに死ねない
- 脳は若さを保てる唯一の器官

- 「頑固」「耳を貸さない」は、脳を使っていない証拠
- 「がん」を不幸とは思わない
- がんとは「引き分け」に持っていく
- それでも、やはり人は死ぬ
- 食べられなくなったら、受け入れる
- 生かされ得ていると気付いたとき、奇跡は起きる
- 感謝は一番の妙薬
- 「目に見えないもの」を信じる力

まだ読まれていない方は、どうぞ御一読ください。
本当の医療の真髄の言葉が胸に迫ります。

終わりに

それぞれの方が、ご家庭でできることから継続されるように

「植物力」とは植物が作り出した強靭かつ多様な生命力ですが、植物力を雑食動物が自分の生命の力にするためには、それを分解消化吸収して、私たちの自然治癒の力に変える必要があります。

現在の食品の多くは、肝心な植物力がほとんど除かれて、美味しい食材として提供されてはいますが、食品として満足いくものではないのです。

植物力の強い野菜や穀物を集めて、自分に合った形でどう分解できるかの試行錯誤が重要です。決して面倒なことではありません。

●最も簡便で良い方法は、ゆっくり煮沸して、そのスープの中に流れ出た成分を食するとともに、煮沸した野菜や豆類を荒く粉砕し、繊維ごと頂くこと。

●玄米はあまり精米せずに、小麦は全粒のまま粉砕して使用することが望ましい。
●できれば穀物のまま遠赤外線で焙煎すると、植物力の分解吸収がより高まる。
●そのままでは、せっかくの植物力が分解吸収できないので、極力ゆっくり長く煮炊きするか、圧力鍋を使って柔らかくし、分解を進めながら、長く蒸して食することも一つの方法。
●薬をいただいているような思いで食事ができると最高です。
●発酵食品は味噌、納豆、漬物、キムチ、ヨーグルトなどたくさんあるが、過度な糖質添加されているものは避けて選定すること。

それぞれの食材の本来の美味しさを追求しながら、煮る、焼く、煎じる、発酵させる、抽出するなどの他に、植物力を自分の体に入れる方法があれば大いに試みてください。

私は現在の食を超えた本当の食の機能性を得るため、あるいは植物全体の機能性を活用するため、クマイ笹を通して循環多段式加圧抽出法を作り出しました。

成分ごとに圧を加えながら抽出し、最も力の必要な細胞壁には二〇気圧からの高圧で分解して、ゆっくり抽出する方法を作り出しました。

その結果、野山に自生しているクマイ笹やキノコ類から、強力な植物力を抽出することに成功しました。

どうぞ、それぞれの方が、ご家庭でできることから、植物力を分解吸収される試みを継続されるよう期待しております。

高価な栄養補助食品より、本来は日常の食の中から摂りたい

以前『本物の健康食品』という本を出版しました。

その折は、ずいぶん脅かされ、恐ろしい思いをしました。

理由は、医薬品の邪魔をするなということでした。

今や機能性食品、健康食品、サプリメントなどの増加は、病院や医者だけに頼らず、自分の体は自分で守るという人々が増えた証拠で、とても好ましいことです
しかし実は、これらの機能性食品などにも大きな落とし穴があります。

本物と偽物が玉石混交の状態で売られているということです。

大企業だから安心などということは全くありません。

国の機能性食品等に関する制度はありますが、その機能食品の定義は狭い範囲の分析でありエビデンスであり、ほとんど私たちの自然治癒力を高めるような、満足できるような状況ではありません。

生物が作り得る生命力、自然治癒力、その源の多くは、毎日摂取する食物に依存します。

本物の健康食品とは、その目的にあった機能性をより分解吸収しやすいテクノロジーが加わって、初めて「本物」と言える健康食品ができ上がるはずです。

しかし一般食品の延長線上に留まっているような栄養補助食品の類が、高価な値段で販売されているのも実態です。

この手の食品の栄養は、本来は日常の食の中から摂りたいものです。

宣伝内容はともかく、特に手にするほど貴重なものではないようです。

そのことによって食の安全や、過剰摂取による食のアンバランスを防ぐことができるからです。

病気からのメッセージを受け止めながらしっかり植物力を吸収する

私事で恐縮ですが、今から八年前、痔を患っていた病院から、すぐに医大病院へ送られて、直腸ガンと宣告されました。

手術が一二時間を超え、その後数カ月間、腸の働きが止まる大変なアクシデントもありましたが、無事生還することができました。

退院真近になって、主治医と抗ガン剤担当医が来られて、抗ガン剤の説明を受けました。

「私は抗ガン剤は服用しません」

「菊地さん、今の言葉、聞こえなかったことにしましょう」

主治医が抗ガン剤担当医をかばった言葉なのか、それほど深刻な事態だったのかわかりません。でも抗ガン剤は拒否し続けました。

五年後、担当医が病院を変わることになり、最後の面談のときでした。

「あなたと会うたびに元気になっていくのに驚くのです。実は手術の進歩によりガンを除去する方法はどんどん進んだのですが、直腸がほとんどなくなると、垂れ流しの状態が続いて、再び人工肛門にして、ストレスで外出もできず悩んでいる方が多いのです。またお亡くなりになった方も半数を超えました。何か日常で工夫していることはありますか」

たくさんあります。特にうさぎさんのようにキャベツなどの野菜を中心に、ゆっくり蒸して、ゆっくり炊いて食べております。機能性や食物繊維をたくさんとって、硬いうんちを作るのが毎日の目標です。今までと大きく変わったのは、恥ずかしながら自分で開発した植物力製品をしっかりと飲むようになりました。

過去を悔やんでも戻らないので、ガンからのメッセージを感謝して受け止め、後遺症があるからこそ、今生きていられるのだと言い聞かせながらの毎日です。どんなに気をつけていても病気になることはあります。

しかしそこからが重要です。病気からのメッセージを真正面から受け止めながら、しっかり植物力を吸収するのです。

こうして復帰できたのは、とても運がいいのですが、植物力をしっかり体内に入れていたお陰と感謝しています。

植物力で生命を守る

著　者　菊地眞悟
発行者　真船美保子
発行所　KK ロングセラーズ
東京都新宿区高田馬場 2-1-2　〒 169-0075
電話（03）3204-5161（代）　振替 00120-7-145737
http://www.kklong.co.jp

印　刷　中央精版印刷（株）
製　本　（株）難波製本
落丁・乱丁はお取り替えいたします。※定価と発行日はカバーに表示してあります。
ISBN978-4-8454-2437-5　Printed In Japan 2019